日本理学療法学会連合版
徒手筋力検査法

|監修| 日本理学療法学会連合
|編集| 日本理学療法学会連合 理学療法標準化検討委員会

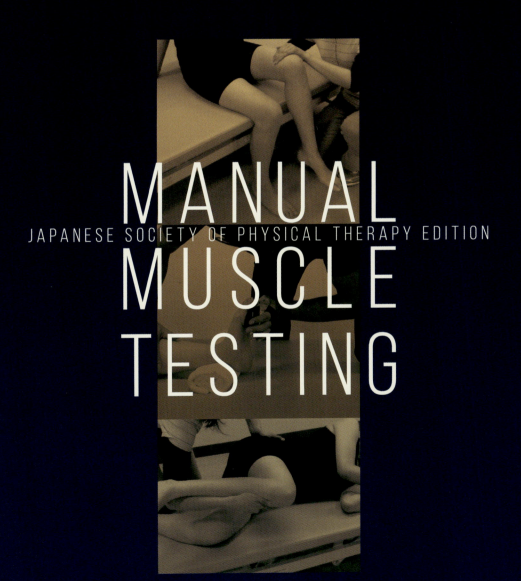

MANUAL
JAPANESE SOCIETY OF PHYSICAL THERAPY EDITION
MUSCLE
TESTING

MEDICAL VIEW

Manual Muscle Testing: Japanese Society of Physical Therapy Edition
(ISBN 978-4-7583-2269-0 C3047)

Chief editor: Japanese Society of Physical Therapy

2024．9.10　1st　ed

©MEDICAL VIEW, 2024
Printed and Bound in Japan

Medical View Co., Ltd.
2-30　Ichigayahonmuracho, Shinjyukuku, Tokyo, 162-0845, Japan
E-mail　ed@medicalview.co.jp

発刊に寄せて

　日本理学療法学会連合（藤澤宏幸理事長）監修による『日本理学療法学会連合版 徒手筋力検査法』の発刊に際し，日本理学療法士協会を代表して心からお祝い申し上げます。

　理学療法士は，国民の生活の質を向上させるために，正確な評価と適切な目標設定ならびに治療を提供することが求められています。そのなかでも，徒手筋力検査は身体機能の評価において極めて重要な役割を果たします。1960年代に理学療法士が誕生したわが国では，1940年代から世界で使用されてきたダニエルらの徒手筋力検査法が，筋力を評価するための標準的な評価法として理学療法士のなかで広く使用されています。2010年代に入り，本会内でダニエルらの徒手筋力検査法の9回に及ぶ改訂に伴う測定方法の変更による課題が議論されました。本書は，その課題の解決に向けた関係者の集大成となる1冊です。この場を借りて，執筆に携わり，知識と経験を惜しみなく提供された理学療法士の皆様に深く感謝申し上げます。

　本書は，理学療法の各分野で活躍される理学療法士の方々が集結し，多岐にわたる視点から徒手筋力検査法を体系的にまとめ，理論と実践の両面から深く理解することができる内容となっています。13対象部位・関節43運動に対して，被検者体位，被検者初期姿勢，課題運動，検者の共通項目など，日常の臨床業務において本書を活用しやすく記載されている点が最たるものです。

　さて，徒手筋力検査法はリハビリテーション医療の枠を超えて，保健・医療・福祉の幅広い現場で活用されるべき評価法です。本書が，理学療法士だけでなく，保健・医療・福祉にかかわるすべての関係者にとっても有益な書籍となり，多くの関係者が徒手筋力検査法の重要性を再認識していただければ幸いです。

　『日本理学療法学会連合版 徒手筋力検査法』が臨床における信頼できる書籍として役立つことを確信しています。理学療法士必携の1冊となり，全国の理学療法士の皆様に広く活用され，理学療法の発展に寄与することを心より願っております。

　最後になりますが，『日本理学療法学会連合版 徒手筋力検査法』の発刊を契機に，理学療法のさらなる発展と進化を遂げることを期待しています。本書が，理学療法士の皆様にとって日々の臨床実践における強力なサポートとなり，さらには国民の健康と幸福に寄与することを心より祈念しております。

2024年7月

日本理学療法士協会
会長　斉藤 秀之

監修の序

　理学療法学の発展は目覚しく，日本理学療法学会連合（以下，本会）の法人学会・研究会における会員の研究レベルも高水準になっています。また，学会・研究会におけるレジストリ研究も実施されるに至り，エビデンスの構築に関する意識が急速に高まっているのは間違いありません。一方，レジストリ研究などをこれまで以上に推進するためには，理学療法評価の標準化が欠かせない手続きであり，それは本会の責務です。

　さて，本書（『日本理学療法学会連合版 徒手筋力検査法』，以下，学会連合版徒手筋力検査法）は10年以上にわたる本会の取り組みの成果であり，基本的理学療法評価法の標準化として1つの試金石となるでしょう。本会の前身である日本理学療法士学会に理学療法基本評価検討委員会が設置されたのは2012年のことであり，小生が委員長を拝命し，ワーキンググループのもと徒手筋力検査法に関して具体的な検討が始まりました。2014年にはパブリックコメントを募集し，寄せられた意見をもとに2016年に報告書が作成されました。その後，関係諸団体との調整などを経て，今年度，本会理学療法標準化検討委員会のもとで発刊の運びとなりました。

　歴史を振り返れば，抗重力運動を基準とした徒手筋力検査法を初めて体系化したのはポリオを専門としていたロベット（1916年）とライト（1912年）でした。ダニエルらの方法やMedical Research Council（MRC）も基本的にはこの系列にあります。一方，ケンダルが1949年に運動機能と筋力との関連性を明確にした徒手筋力検査法を提案し，重力を基準にすべきものと，そうでないものを分けました。今回の学会連合版徒手筋力検査法では，ケンダルの方法と同様に，段階づけに関しては重力を考慮すべきものとそうでないものを明確に分けました。また，徒手筋力検査法は順序尺度による評価方法であり，各グレードの間隔は一定ではありません。特に，機器を用いた筋力との対比ではグレード4とグレード5の間隔が大きく，臨床では変化を検出しにくいことが問題となります。そのため，徒手筋力計による標準的な検査方法を示すことも必要と考え，本書にはそれを盛り込みました。さらに，高齢者が多くなった現在の臨床現場では，腹臥位での検査はできないことも多いため，腹臥位での検査は採用しませんでした。加えて，最大筋力との関係が不明確である運動回数でのグレード判定も用いていません。

　以上のように，学会連合版徒手筋力検査法は実際に臨床で使用している理学療法士の経験知と身体運動学的エビデンスを融合させたものであり，検査しやすく判断も明確にできるものとなっています。是非，臨床家の皆様にも本書を手に取っていただき，ご活用くださることを切に願ってやみません。

2024年7月

日本理学療法学会連合
理事長　藤澤 宏幸

執筆者一覧

監修

日本理学療法学会連合

編集

日本理学療法学会連合　理学療法標準化検討委員会

執筆

藤澤宏幸	東北文化学園大学大学院健康社会システム研究科教授
中山恭秀	東京慈恵会医科大学医学部医学科リハビリテーション医学講座准教授
小林　武	東北文化学園大学医療福祉学部教授
磯貝　香	常葉大学保健医療学部教授
大森圭貢	湘南医療大学保健医療学部教授
石田和宏	えにわ病院リハビリテーション科科長
畠山和利	秋田大学医学部附属病院リハビリテーション部技師長
山崎弘嗣	埼玉県立大学保健医療福祉学部教授
間瀬教史	甲南女子大学看護リハビリテーション学部教授
福士宏紀	シーキューブ訪問看護リハビリステーション所長
国分貴徳	埼玉県立大学保健医療福祉学部准教授

目 次

発刊に寄せて……………………………………………………………iii
監修の序…………………………………………………………………iv

1章 総論 ……………………………………………………………1
イントロダクション …………………………………………………2

2章 検査法 …………………………………………………………7

頸部
No.1 頸部屈曲（GS1）……………………………………………8
No.2 頸部伸展（GS1）……………………………………………12
No.3 頸部回旋（GS2）……………………………………………17

体幹
No.4 体幹屈曲（GS1*）……………………………………………21
No.5 体幹伸展（GS1*）……………………………………………25
No.6 体幹回旋（GS2）……………………………………………30

肩甲帯
No.7 肩甲帯挙上（引き上げ）（GS1）……………………………34
No.8 肩甲帯下制（引き下げ）（GS2）……………………………38
No.9 肩甲帯屈曲（GS1）…………………………………………43
No.10 肩甲帯伸展（GS2）…………………………………………47

肩関節
No.11 肩関節屈曲（前方挙上）（GS1）……………………………51
No.12 肩関節肩甲骨面挙上（GS1*）………………………………56
No.13 肩関節伸展（GS1）…………………………………………60
No.14 肩関節外転（GS1）…………………………………………65
No.15 肩関節外旋（GS1）…………………………………………70
No.16 肩関節内旋（GS1）…………………………………………75
No.17 肩関節水平外転（GS1）……………………………………80
No.18 肩関節水平内転（GS1）……………………………………85

肘関節
No.19 肘関節屈曲（GS1）…………………………………………90
No.20 肘関節伸展（GS1）…………………………………………96

前腕
No.21 前腕回外（GS2） ……………………………………… 100
No.22 前腕回内（GS2） ……………………………………… 104

手関節
No.23 手関節掌屈（GS1） …………………………………… 108
No.24 手関節背屈（GS1） …………………………………… 113

手指
No.25 手指屈曲（GS2） ……………………………………… 118
No.26 手指伸展（GS2） ……………………………………… 123
No.27 手指外転（GS2） ……………………………………… 128
No.28 手指内転（GS2） ……………………………………… 132

母指・小指
No.29 母指・小指対立（GS2） ………………………………… 136

股関節
No.30 股関節屈曲（GS1） …………………………………… 140
No.31 股関節伸展（GS1*） …………………………………… 146
No.32 股関節外転（GS1） …………………………………… 151
No.33 股関節内転（GS1） …………………………………… 156
No.34 股関節外旋（GS1） …………………………………… 161
No.35 股関節内旋（GS1） …………………………………… 165

膝関節
No.36 膝関節屈曲（GS2） …………………………………… 170
No.37 膝関節伸展（GS1） …………………………………… 176

足関節・足部
No.38 足関節・足部底屈（GS1*） …………………………… 181
No.39 足関節・足部背屈（GS1） …………………………… 186
No.40 足関節・足部回内（GS1*） …………………………… 190
No.41 足関節・足部回外（GS1*） …………………………… 194

足趾（指）
No.42 足趾（指）屈曲（GS2） ………………………………… 198
No.43 足趾（指）伸展（GS2） ………………………………… 202

索引 ……………………………………………………………… 206

1章　総論

イントロダクション

　本書は，日本理学療法学会連合が作成した徒手筋力検査法(学会連合版Manual Muscle Testing：学会版MMT)の解説書である．本項では，新しい検査法を学会独自に作成した背景と，検査を円滑に実施するためのポイントを記載する．理学療法の治療的根拠(Evidence-based Physical Therapy：EBPT)の構築を進めていくうえで，理学療法士による評価は不可欠であり，新しい学会版MMTの普及がその一助となることを期待する．

背景

　日本国内で広く用いられている徒手筋力検査法(MMT)は改訂に伴って被検者の体位や構え，判定基準が変更されてきた．このため，継続して対象者のデータとして用いる場合や，理学療法士のみならず他職種との共通言語として用いる場合に扱いにくい部分もある．学会では，身体運動理解のプロフェッショナルである理学療法士にとって使いやすい検査法が必要であるという考えのもとに，学会連合版MMTの作成を検討してきた．学会連合版MMTは臨床現場の混乱を防ぐ狙いから，『新・徒手筋力検査法』(協同医書出版社)の第8版[1]までを参考としている．従って，判定に用いるグレードは，筋力の大きいほうから順に5〜0の6段階とした(**表1**)．

表1　グレード

5	Normal
4	Good
3	Fair
2	Poor
1	Trace
0	Zero

特徴

検査対象

　学会連合版MMTは，ダニエルらのMMT[1]を踏襲した対象部位・関節別の「関節運動」(**表2**)を検査対象とした．また本書では，関節運動に作用する筋を主動筋に限定して記載し，固定筋・安定筋は含めていない．なお，日本語と英語の人体解剖学用語については，『解剖学用語改訂13版』[2](監修：日本解剖学会，編集：解剖学用語委員会)に準じ，神経支配や起始・停止については『基礎運動学第6版』[3](医歯薬出版)を参考に記載した．

表2　学会版MMTで採用した関節運動の一覧

部位・関節	運動	部位・関節	運動
頸部	屈曲・伸展・回旋	手指	屈曲・伸展・外転・内転
体幹	屈曲・伸展・回旋		
肩甲帯	挙上（引き上げ）・下制（引き下げ）・屈曲・伸展	母指・小指	対立
肩関節	屈曲（前方挙上）・肩甲骨面挙上・外転・伸展・内旋・外旋・水平内転・水平外転	股関節	屈曲・伸展・外転・内転・外旋・内旋
肘関節	屈曲・伸展	膝関節	屈曲・伸展
前腕	回内・回外	足関節・足部	底屈・背屈・回外・回内
手関節	背屈・掌屈	足趾（指）	屈曲・伸展

体位

　急性期医療の現場や在宅などで検査の環境的制約がある場合，既存のMMTで定められた腹臥位での検査は実施できないことが多く，セラピストの判断により経験則に基づく別の方法や解釈が行われてきたと推察される．学会版MMTでは，急性期などで対象者の状態が不安定な場合，強度の円背や股関節屈曲拘縮を伴う場合の検査を考慮し，腹臥位での検査をほかの体位で検査できるように工夫した．対象となる運動は，頸部伸展，体幹伸展，肩関節伸展，肩甲骨内転，股関節伸展，膝関節屈曲などである．

グレーディングスケールの原則

　重力の影響を受ける運動と受けない運動を区別し，グレーディングスケール（GS）を大きく2つに分けた（**表3，4**）．頸部回旋，体幹回旋，肩甲帯下制（引き下げ）・伸展，前腕，膝関節屈曲，足趾（指），手指の検査については重力の影響を受けない運動として分類した（**表4**）．

表3　判定法の原則1：重力の影響を考慮したグレード（グレーディングスケール1：GS1）

3	4	5
以下のどちらかに該当する．数字は選択の優先順位を示す 1．体節に最も大きな重力がかかる構えでその位置を保持できる 2．体節に最も大きな重力がかかる関節角度を通過して自動運動が可能であり，その構えを保持できる	関節可動域の中間域で検者の中等度の徒手抵抗には負けないが，強い抵抗に負けずその構えを保持できない	関節可動域の中間域で検者の強い徒手抵抗に負けずその構えを保持できる

2	1	0
重力の影響を除いた状態であれば，関節可動域の半分以上で自動運動ができる	重力の影響を除いた状態でも明らかな関節運動は起こらないが，筋の収縮は確認できる	主動筋の筋収縮が確認できない

※以下の運動はGS1変法（GS1*）とした
　体幹：屈曲・伸展，肩関節：肩甲骨面挙上，股関節：伸展，足関節・足部：底屈・回外・回内

表4　判定法の原則2：重力の影響を排除したグレード（グレーディングスケール2：GS2）

3	4	5
関節可動域の中間域で検者の弱い徒手抵抗に負けずその構えを保持できる	関節可動域の中間域で検者の中等度の徒手抵抗に負けずその構えを保持できる	関節可動域の中間域で検者の強い徒手抵抗に負けずその構えを保持できる
2	1	0
関節可動域の一部で自動運動ができる	脱力した状態から自動運動が確認できないが，筋の収縮は確認できる	主動筋の筋収縮が確認できない

※GS2は，頸部回旋，体幹回旋，肩甲帯下制（引き下げ）・伸展，前腕，手指，膝関節屈曲，足趾（指）の検査に適用した

重力による影響の考慮

　3のグレードの定義は，「体節に最も大きな重力がかかる構えでその位置を保持できる」または「体節に最も大きな重力がかかる関節角度を通過して自動運動が可能であり，その構えを保持できる」こととした．そのため，一部の項目ではこの通過に必要な関節角度を確保するための被検者初期姿勢を設定した変法でGSを定義している．

検査手順

　広く用いられているMMTでは，グレード5からグレード0までの序列で説明されている．学会連合版MMTでは，グレード3を基軸として，それ以上とグレード2以下に分け，臨床での検査手順を意識した表記としている（**表3，4**）．まずグレード3の検査を行い，そこで抵抗をかける検査を行うか，重力の影響を最小限にした検査に切り替えるか判断する手順とした．なお本書では，被検者の運動を妨げる方向に加えられる力のことを抵抗とよぶ．

筋収縮の触知

　本書では，体表解剖学の研究者が中心となり，筋収縮を感じ取りやすいこと，対象筋を同定しやすいこと，指標が明瞭であること，ほかの筋に覆われていないことなどについて，各筋における優先度を検討したうえで触知箇所を選定した．これらの触知箇所は解剖学的に推奨される代表例であるため，検者の経験則や被検者の状況に応じて，ほかの触知箇所を選択することを妨げるものではない．また，筋を触知しやすくするために，例えば「膝関節屈曲位を保持する」のように，被検者が保持することが推奨される構えを記載した．

　触知箇所の説明において，「〜の1横指外側方の部位」や「〜のすぐ内側方の部位」といった表現を用いた．ここで使用される「横指」は，被検者の示指などの横幅を示しており，1横指は被検者の体格に準じて1.5〜2.0cmの長さを想定している．また，「すぐ」は1横指未満の長さを想定している．

徒手筋力計を用いた筋力測定

　重力に抗して運動できる対象者では，MMTのみではなく徒手筋力計（Hand Held Dynamometer：HHD）による筋力測定も有効である．HHDを用いた筋力測定法は，徒手固定とベルト固定を用いた方法を推奨する．徒手固定法は，Bohannonn RW（1986）[4]らが示した18項目の測定法を参考に重力の影響を考慮し，臨床に即した方法を選択した．ベルト固定法は被検者の力が強い場合を想定しており，股関節外転と内転，膝関節屈曲と伸展の4項目で設定した．検者および被検者の体格や筋力水準に応じてベルトを用いた測定法を選択し，固定をより十分にするために2人での測定も含めて信頼度を高めることを考慮するとよい．

　測定時間（対象者に求める関節運動の努力時間）は3～5秒を推奨する．測定は重力の影響を除外した姿勢で行うことが望まれるが，その姿勢が設定できない場合は対象者に即した方法を選択し，それを明確に記録して同一の姿勢で経時的に測定する．

　HHDで測定した筋力を日常生活における身体運動能力と関連づけるのであれば，その単位はトルク値を表すNmを用いるとよい．例えば，立ち上がり動作や歩行に影響する下肢筋力は，トルク値と体重との関係が重要となる．そこで本書では，トルク値を算出するために必要なレバーアーム長となる，関節の軸中心に相当するランドマークからHHDのセンサ部までの距離を測定する方法を提示した．

補足事項

- 関節運動ごとにナンバリングし，それぞれ共通項目として被検者初期姿勢（体位・構え），課題運動，検者の項目を設けている．
- 規定する被検者初期姿勢がとれない状況では，実際に採用した姿勢を記載する．
- 判定に必要な関節角度を確保できない場合は，実際に判定に用いた関節角度を記載する．
- 抵抗量は強い・中等度・弱いとしているため，相対的に変えて検査を実施する．
- 加齢による影響も筋力低下として判断する．そのため，年齢を考慮した抵抗量の変更は不要である．
- 一部の検査では，判定の信頼性を確保するために検者2人での検査を推奨している．
- 対象者の体位と構えを設定する際には，安全性に十分配慮すべきである．
- 運動回数でグレードを判定する方法は採用していない．

本書の構成と使い方

- 関節運動ごとに主動筋一覧，グレード3以上の検査，グレード2以下の検査，主動筋触知法という流れで解説している．
- 一部の関節運動では，徒手筋力計を用いた測定方法の推奨例を提示している．
- 検査方法を解説する図では，赤色の矢印は被検者の運動方向を，緑色の矢印は検査者の加える抵抗の方向を示す（図1）．
- 触知法を解説する図では，◎は触知箇所を示す（図2）．
- 原則として，右の上下肢での測定・触知となるように統一して提示している．

図1 検査方法を解説する図

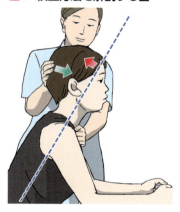

図2 触知法を解説する図

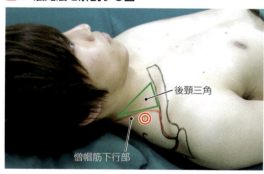
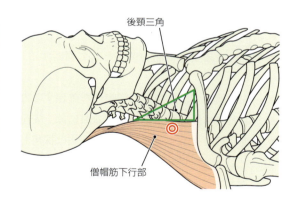

参考文献

1) Hislop HJ, ほか：新・徒手筋力検査法 原著第8版（津山直一，中村耕三 訳），協同医書出版社，2008．
2) 中村隆一，ほか：著基礎運動学 第6版，医歯薬出版，2003．
3) 解剖学用語委員会 編：解剖学用語改訂13版（日本解剖学会 監），医学書院，2007．
4) Bohannon RW：Test-retest reliability of hand-held dynamometry during a single session of strength assessment. Phys Ther, 66(2)：206-209, 1986.

2章 検査法

No.1

頸部 屈曲（GS1）

主動筋一覧

筋	末梢神経	髄節	起始	停止
胸鎖乳突筋 (Sternocleidomastoid)	副神経，頸神経叢	C2, 3	胸骨頭：胸骨柄 鎖骨頭：鎖骨内側部	乳様突起，後頭骨の上項線
前斜角筋 (Scalenus anterior)	頸神経前枝	C(5), 6, 7	第3〜6頸椎横突起	第1肋骨の前斜角筋結節
頭長筋 (Longus capitis)	頸神経	C1〜5	第3〜6頸椎横突起	後頭骨の底部
頸長筋 (Longus colli)	頸神経前枝	C2〜6	（垂直部，上斜部，下斜部に区分される） 下位頸椎・上位胸椎椎体	第2〜5頸椎椎体

主動筋の解剖

図1-A-1　前面浅層

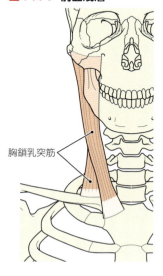

胸鎖乳突筋

図1-A-2　前面深層

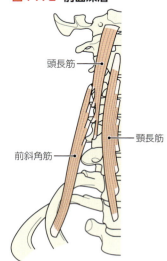

頭長筋
頸長筋
前斜角筋

屈曲（GS1）

グレード3以上の検査

被検者の初期姿勢	● 背臥位 ● 腹部上で両手を組ませる．
課題運動	● 頭頸部屈曲中間域まで自動運動し，その構えを保持する（頤を胸骨柄に向かって近づける）（図1-B-1）．
検者	● 胸骨柄近辺を広く支持・固定する． ● グレード3：頭部落下に備えて後頭部を保持し，グレード3を確認する（図1-B-2）． ● グレード4以上：頭頸部屈曲中間域で前頭部に伸展方向へ徒手抵抗をかける（図1-B-3）．

図 1-B-1

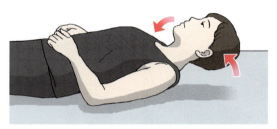

被検者は頭頸部屈曲中間域まで自動運動し，その構えを保持する（頤を胸骨柄に向かって近づける）．

図 1-B-2

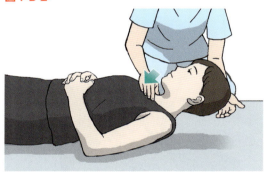

検者は胸骨柄近辺を広く固定する．
頭部落下に備える．

図 1-B-3

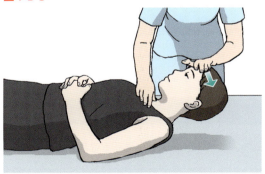

検者は胸骨柄近辺を広く固定し，前頭部に伸展方向へ徒手抵抗をかける．

判定基準

3	4	5
頸部屈曲中間域まで自動運動し，その構えを保持できる	中等度の抵抗に負けず保持できる	強い抵抗に負けず保持できる

グレード2以下の検査

被検者の初期姿勢	● 側臥位 ● 体幹をまっすぐにし，頭頸部屈伸中間位とする（図1-C-1）．
課題運動	● 初期姿勢でとった構えから頭頸部屈曲中間域まで自動運動する（図1-C-2）．
検者	● 頭部の重量のみ支えて課題運動を行わせる．支えるのみで運動を妨げないこと． ● グレード2：課題運動が行えるか確認する． ● グレード1と0：課題運動が行えない場合は図1-Dを参考にして筋の触知を行う．

図1-C-1

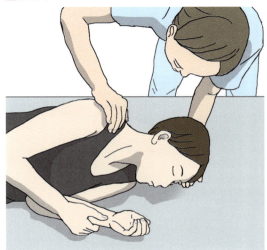

検者は頭頸部屈伸中間位で頭部の重量を支える．

図1-C-2

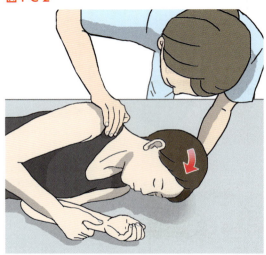

被検者は頭頸部屈曲中間域まで自動運動する．

判定基準

2	1	0
頸部屈曲中間域まで自動運動ができる	筋収縮が確認できる	筋収縮が確認できない

屈曲（GS1）

主動筋觸知法

図 1-D-1　胸鎖乳突筋

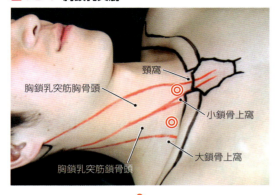

a

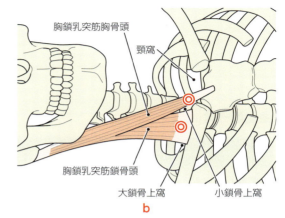

b

触知箇所　胸骨頭：小鎖骨上窩と頸窩との間の膨隆部
　　　　　鎖骨頭：小鎖骨上窩と大鎖骨上窩との間の膨隆部

図 1-D-2　前斜角筋

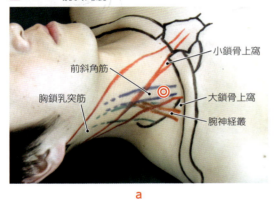

a

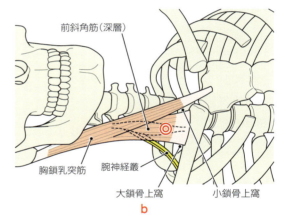

b

触知箇所　小鎖骨上窩と大鎖骨上窩との間で，胸鎖乳突筋鎖骨頭の深層
- 胸鎖乳突筋を内側方へ押しよけながら，その深層に指を押し込んで触知を行う．
- 腕神経叢のすぐ内側方の部位に指を押し込むと，腕神経叢と前斜角筋との間のくぼみを触知できる．

頸部

No.2

頸部 伸展（GS1）

主動筋一覧

筋	末梢神経	髄節	起始	停止
僧帽筋（下行部） (Trapezius)	副神経，頸神経	C2〜4	外後頭隆起，項靱帯，第7頸椎および第1〜12胸椎の棘突起	鎖骨外側部，肩峰，肩甲棘
僧帽筋（横行部，上行部） (Trapezius)				
頭板状筋 (Splenius capitis)	頸神経後枝	C2〜5	項靱帯，第3〜7頸椎・第1〜3胸椎棘突起	側頭骨乳様突起，後頭骨
頭半棘筋 (Semispinalis capitis)	脊髄神経後枝	C2〜5	第4〜7頸椎と第1〜6胸椎の横突起	上・下項線間の後頭骨部
頸半棘筋 (Semispinalis cervicis)	脊髄神経後枝	C2〜5	第1〜6胸椎横突起	第2〜5頸椎棘突起
頸板状筋 (Splenius cervicis)	頸神経後枝	C2〜5	第3〜5胸椎棘突起	第1〜2頸椎横突起

主動筋の解剖

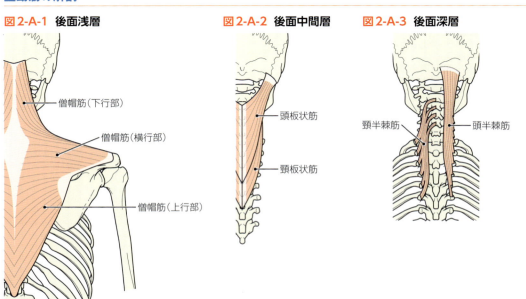

図2-A-1　後面浅層　　　図2-A-2　後面中間層　　　図2-A-3　後面深層

伸展（GS1）

グレード3以上の検査

被検者の初期姿勢
- 端座位
- ※検者2人以上で実施することが望ましい．
- 体幹をまっすぐにし，頭頸部屈曲中間域で保持する．
- 耳眼平面が床面と垂直になるまで体幹前傾位とする（図2-B-1）．
- ※前方に机や台を置き，そこに上体をもたれさせてもよいし，肩関節屈曲・外転・内旋，肘関節屈曲により前腕を広く台上に接触させて上体を支えてもよい．

課題運動
- 初期姿勢から頭頸部伸展中間域まで自動運動し，その構えを保持する（図2-B-2）．

検者
- 胸骨柄近辺を広く支持・固定する．2人の検者で実施することが望ましい．
- グレード3：頭頸部の前方落下に備える（図2-B-2）．
- グレード4以上：頭頸部伸展中間域で後頭部に屈曲方向へ徒手抵抗をかける（図2-B-3）．

図2-B-1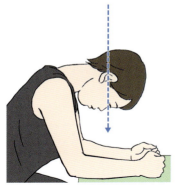
被検者は頭頸部屈曲中間域で保持し，耳眼平面が床面と垂直になるまで体幹前傾位とする．

図2-B-2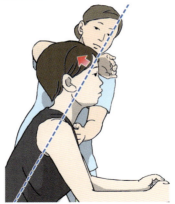
被検者は頭頸部伸展中間域まで自動運動し，その構えを保持する．

図2-B-3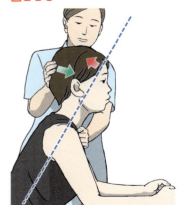
検者は屈曲方向へ徒手抵抗をかける．被検者は徒手抵抗に負けず頸部伸展中間域を保持する．

判定基準

3	4	5
頸部伸展中間域まで自動運動し，その構えを保持できる	中等度の抵抗に負けず保持できる	強い抵抗に負けず保持できる

グレード2以下の検査

被検者の初期姿勢	● 側臥位 ● 体幹をまっすぐにし，頭頸部屈曲中間域を保持する（図2-C-1）．
課題運動	● 初期姿勢でとった構えから頭頸部伸展中間域まで自動運動する（図2-C-2）．
検者	● 頭部の重量のみ支えて課題運動を行わせる．運動を妨げないこと． ● グレード2：課題運動が行えるか確認する． ● グレード1と0：課題運動が行えない場合は図2-Dを参考にして筋の触知を行う．

図2-C-1

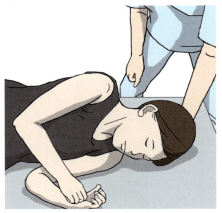

検者は頭頸部屈曲中間域の構えで支える．

図2-C-2

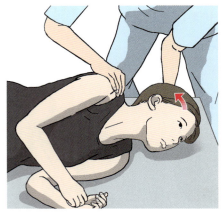

被検者は頭頸部伸展中間域まで自動運動する．
検者は頭部の重量のみ支える．

判定基準

2	1	0
頸部伸展中間域まで自動運動ができる	筋収縮が確認できる	筋収縮が確認できない

伸展（GS1）

主動筋觸知法

図 2-D-1　僧帽筋（下行部）

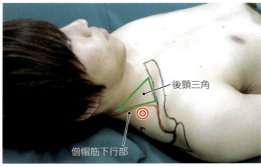
a

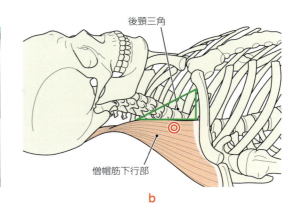
b

触知箇所 下行部：後頸三角のすぐ後方の膨隆部
- 後頸三角：鎖骨の上方にある大きな三角形のくぼみ

図 2-D-2　僧帽筋（横行部，上行部）

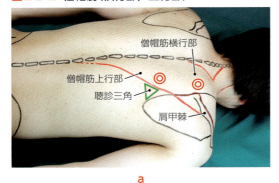
a

b

触知箇所 横行部：肩甲棘内側端のすぐ内側方の部位
　　　　　　上行部：聴診三角のすぐ上内側方の膨隆部
- 聴診三角：肩甲骨下角のすぐ上内側方にあるくぼみ

図 2-D-3　頭板状筋

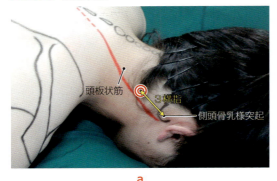
a

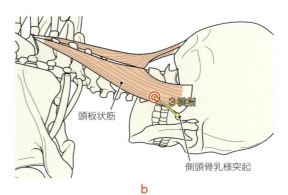
b

触知箇所 側頭骨乳様突起から3横指後下方の部位
- 僧帽筋と胸鎖乳突筋との間で触知を行う．

頸部

15

図 2-D-4 頭半棘筋

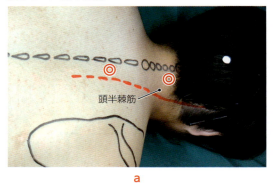
a

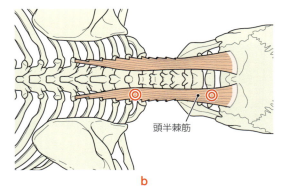
b

[触知箇所] 頸椎および上位胸椎棘突起から1横指外側方の部位

- 僧帽筋および頭板状筋との鑑別が困難な場合がある．

No.3

頸部 回旋（GS2）

主動筋一覧

筋	末梢神経	髄節	起始	停止
胸鎖乳突筋 （Sternocleidomastoid）	副神経，頸神経叢	C2, 3	胸骨頭：胸骨柄 鎖骨頭：鎖骨内側部	乳様突起，後頭骨の上項線

主動筋の解剖

図3-A　前面浅層

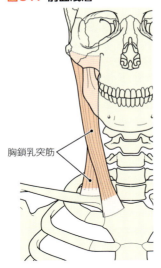

胸鎖乳突筋

グレード3以上の検査

被検者の初期姿勢
- 端座位
- 体幹・頸部・頭部は基本姿勢の構えを保持する(図3-B).
※ 体幹筋力が弱い場合,背部を壁にもたれさせるか,あるいはもう1人の検者が支えてもよい.

課題運動
- 初期姿勢を保持する.

検者
- 前頭部回旋側部分と後頭部非回旋側部分を検者の手掌で広く保持する(図3-B).
- グレード3:その部位で弱い徒手抵抗をかける.
- グレード4以上:その部位でそれぞれ手掌面全体で徒手抵抗をかける.

図3-B

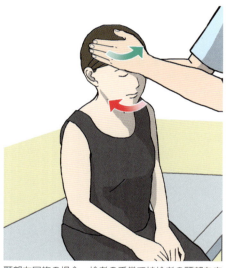

頸部右回旋の場合,検者の手掌で被検者の頭部を広く保持し,頸部左回旋方向へ抵抗を加える.

判定基準

3	4	5
弱い抵抗に負けず初期姿勢を保持できる	中等度の抵抗に負けず初期姿勢を保持できる	強い抵抗に負けず初期姿勢を保持できる

回旋（GS2）

グレード2以下の検査

被検者の初期姿勢	● グレード3以上に準ずる（端座位）． ● 頸部一側回旋中間域とする（図3-C-1）．
課題運動	● 初期姿勢でとった構えから対側の頸部回旋中間域まで自動運動する（図3-C-2）．
検者	● 前頭部と後頭部を検者の手掌で広く保持する（図3-C-1）． ● 頸部屈伸・側屈が起こらないように支持するが，回旋運動を妨げないように配慮して課題運動を行わせる． ● グレード2：課題運動が行えるか確認する． ● グレード1と0：課題運動が行えない場合は片方の手で頭部を固定し，図3-D を参考にして筋の触知を行う．

頸部

図3-C-1

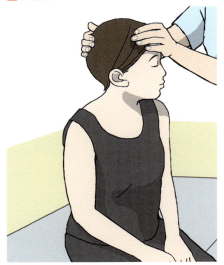

頸部右回旋の場合，被検者は頸部左回旋中間域とし，前・後頭部を検者の手掌で広く保持する．

図3-C-2

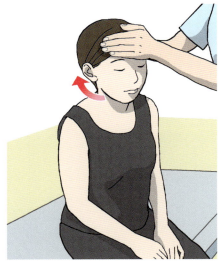

頸部右回旋の場合，被検者は頸部右回旋中間域まで回旋する．
検者は回旋運動を妨げない．

判定基準

2	1	0
初期姿勢の対側の頸部回旋中間域まで自動運動ができる	筋収縮が確認できる	筋収縮が確認できない

19

主動筋触知法

図3-D 胸鎖乳突筋

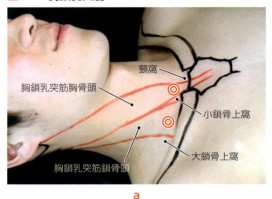

a

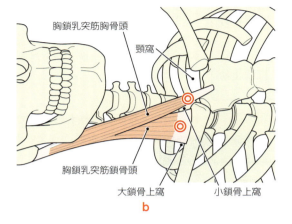

b

触知箇所　胸骨頭：小鎖骨上窩と頸窩との間の膨隆部
　　　　　鎖骨頭：小鎖骨上窩と大鎖骨上窩との間の膨隆部

No.4

体幹 屈曲（GS1*）

主動筋一覧

筋	末梢神経	髄節	起始	停止
腹直筋 （Rectus abdominis）	肋間神経	T7〜12	恥骨，恥骨結合	第5〜7肋軟骨，剣状突起
外腹斜筋 （External oblique）	肋間神経	T5〜12	第5〜12肋骨	腹直筋鞘と白線，腸骨稜
内腹斜筋 （Internal oblique）	肋間神経 腸骨鼠径神経 腸骨下腹神経	T8〜12	胸腰筋膜，腸骨稜，鼠径靱帯	第10〜12肋骨，腹直筋鞘と白線

主動筋の解剖

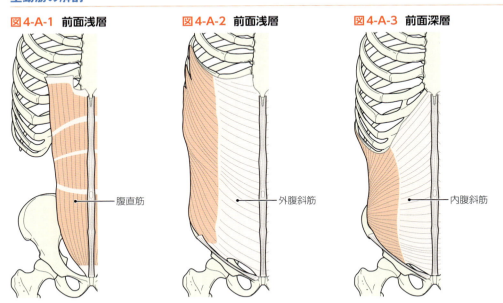

図4-A-1 前面浅層 — 腹直筋
図4-A-2 前面浅層 — 外腹斜筋
図4-A-3 前面深層 — 内腹斜筋

グレード3以上の検査

被検者の初期姿勢	● 背臥位 ● 背臥位で膝を立て（crook-lying），両上肢を前胸部で交差・保持させる（図4-B-1）．
課題運動	● 初期姿勢の構えから腰部を床面につけたまま浮かせずに，肩甲骨の下角が離れるまで頭部と上体を持ち上げ，その構えを保持する（図4-B-2）．
検者	● 両膝部を片手で固定する（図4-B-1）． ● グレード3：その位置を保持できるか確認する（図4-B-2）． ● グレード4以上：他方の手を被検者の胸骨柄近辺に広く接触させ，体幹伸展方向へ抵抗をかける（図4-B-3）．

図 4-B-1

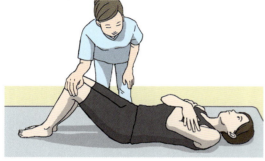

被検者は背臥位で膝を立て（crook-lying），両上肢を前胸部で交差・保持させる．
検者は膝をしっかり固定する．

図 4-B-2

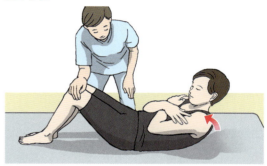

被検者は肩甲骨の下角が離れるまで頭部と上体を持ち上げ，その構えを保持する．

図 4-B-3

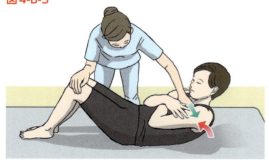

被検者は肩甲骨の下角が離れるまで頭部と上体を持ち上げ，その構えを保持する．
検者は被検者の胸骨柄近辺に手で広く触れ，体幹伸展方向へ抵抗をかける．

判定基準

3	4	5
肩甲骨の下角が離れるまで頭部と上体を持ち上げ，その構えを保持できる	中等度の抵抗に負けず保持できる	強い抵抗に負けず保持できる

屈曲（GS1*）

グレード2以下の検査

被検者の初期姿勢
- グレード3以上に準ずる（crook-lying）．
- グレード3以上に準ずる（crook-lying）（図4-B-1）．

課題運動
- グレード3以上に準ずる（crook-lying）．

検者
- 両膝部を片手で固定する（図4-B-1）．
- 頭頸部の屈筋が弱い場合は，頭部については検者が支えてよい（図4-C）．
- グレード2：課題運動が行えるか確認する．
- グレード1と0：課題運動が行えない場合は図4-Dを参考にして筋の触知を行う．

図4-C

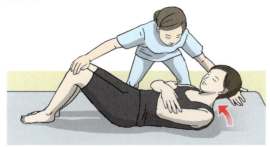

被検者は頭部と上体を持ち上げるが，肩甲骨下角までは床面から離れない．

判定基準

2	1	0
上体は持ち上がるが，肩甲骨下角は床面から離れない（図4-C）	筋収縮が確認できる	筋収縮が確認できない

主動筋触知法

図 4-D-1　腹直筋

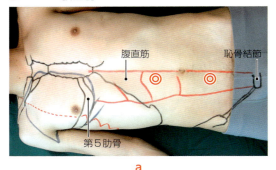

a

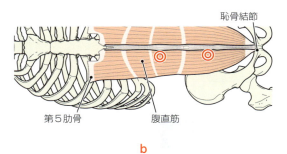

b

触知箇所　第5肋骨と恥骨結節との間の高さで，前正中線の
すぐ外側方の部位

図 4-D-2　外腹斜筋

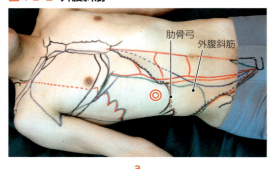

a

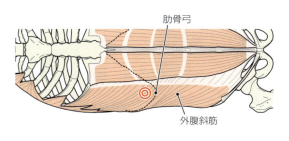

b

触知箇所　下位肋骨肋骨弓のすぐ上外側方の部位

図 4-D-3　内腹斜筋

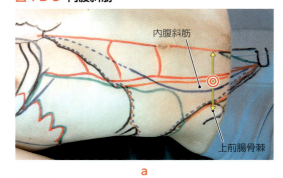

a

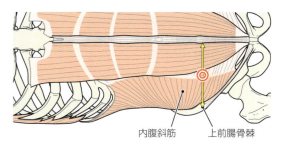

b

触知箇所　上前腸骨棘と前正中線との中点
- 腹直筋外側縁のすぐ外側方の部位で触知を行う．
- 過度に圧迫すると腸骨筋および大腰筋ととり間違えやすい．

No.5

体幹 伸展（GS1*）

主動筋一覧

筋	末梢神経	髄節	起始	停止
腰腸肋筋（Iliocostalis lumborum）	脊髄神経後枝		腸骨稜	第5～12肋骨角
胸最長筋（Longissimus thoracis）	脊髄神経後枝		腸骨稜，第1腰椎棘突起～第4仙椎正中仙骨稜，第1～2腰椎乳頭突起，第7～12胸椎横突起	腰椎肋骨突起・副突起，下位11肋骨の肋骨角，第1～12胸椎横突起
多裂筋（Multifidus）	脊髄神経後枝		仙骨，仙腸靱帯，腰椎乳頭突起，胸椎横突起，頸椎関節突起	第5腰椎から第2頸椎で起始より3～5上位の棘突起
腰方形筋（Quadratus lumborum）	腰神経叢の枝	T12～L3	腸骨稜，胸腰筋膜	第12肋骨，腰椎肋骨突起
胸棘筋（Spinalis thoracis）	脊髄神経後枝		第11～12胸椎と第1～2腰椎の棘突起	第2～9胸椎棘突起
胸腸肋筋（Iliocostalis thoracis）	脊髄神経後枝	T12～L3	下位6肋骨の肋骨角の内側面	上位6肋骨角

主動筋の解剖

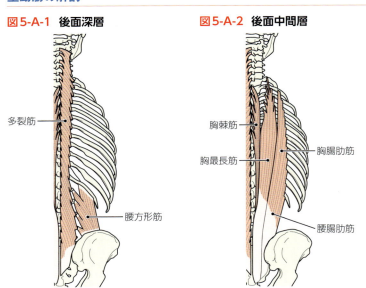

図5-A-1 後面深層

図5-A-2 後面中間層

グレード3以上の検査

被検者の初期姿勢	● 端座位 ※ 検者2人以上で実施することが望ましい. ● 両上肢を前胸部で交差・保持させる. ● 骨盤前傾が生じないように胸腰部最大屈曲位とする(図5-B-1).
課題運動	● 体幹最大屈曲位の構えから体幹直立(屈伸0°)まで伸展する(図5-B-2).
検者	● 検者の1人は腸骨稜から上前腸骨棘にかけて広く骨盤を固定する. ● グレード3：もう1人の検者は胸腰部の伸展運動を誘導(運動方向，起立筋群への刺激など)する. ● グレード4以上：もう1人の検者は第7頸椎棘突起直下に広く手で触れ，体幹屈曲方向へ抵抗をかける(図5-B-3).

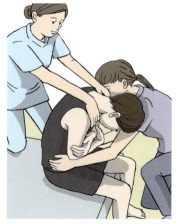

図5-B-1

後方の検者は運動を誘導(運動方向の指示，脊柱起立筋群への刺激など)するが助けることはしない.

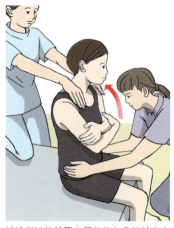

図5-B-2

被検者は体幹最大屈曲位から体幹直立位まで伸展できる.

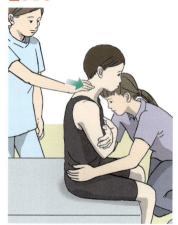

図5-B-3

もう1人の検者は第7頸椎棘突起直下に広く手で触れ，体幹屈曲方向へ抵抗をかける.

判定基準

3	4	5
体幹最大屈曲位から体幹直立位まで伸展し，その構えを保持できる	中等度の抵抗に負けず保持できる	強い抵抗に負けず保持できる

伸展（GS1＊）

グレード2以下の検査

被検者の初期姿勢	● グレード3以上に準ずる（端座位）． ● 両上肢を前胸部で交差・保持させる． ● 骨盤前傾が生じないように胸腰部屈曲中間域まで自動運動する（図5-C-1）．
課題運動	● 初期姿勢でとった構えから体幹直立位（屈伸0°位）まで自動運動する（図5-C-2）．
検者	● 検者の1人は腸骨稜から上前腸骨棘にかけて広く骨盤を固定する． ● もう1人の検者は胸腰部の伸展運動を指示・誘導（運動方向，起立筋群への刺激など）する（助けることはしない）． ● グレード2：課題運動が行えるか確認する． ● グレード1と0：課題運動が行えない場合は図5-Dを参考にして筋の触知を行う．

図 5-C-1

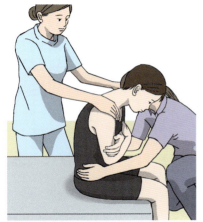

被検者は胸腰部屈曲中間域まで自動運動し，保持する．
検者は胸腰部の伸展運動を誘導する（助けることはしない）．

図 5-C-2

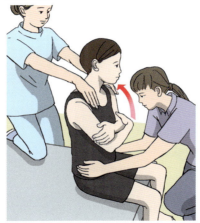

徒手抵抗がなければ，被検者は体幹屈曲中間域から体幹直立位まで自動運動ができる．

判定基準

2	1	0
体幹屈曲中間域から体幹直立位まで自動運動ができる	筋収縮が確認できる	筋収縮が確認できない

主動筋触知法

図5-D-1 腸肋筋

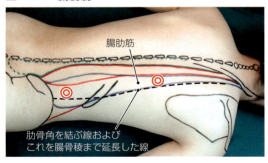

a

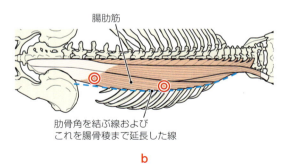

b

触知箇所 中位胸椎より下方の高さで，肋骨角を結ぶ線およびこれを腸骨稜まで延長した線のすぐ内側方の部位

図5-D-2 最長筋

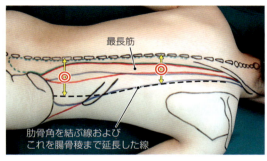

a

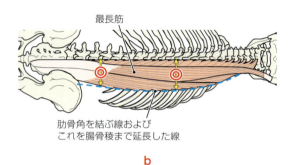

b

触知箇所 上位胸椎より下方の高さで，肋骨角を結ぶ線およびこれを腸骨稜まで延長した線と後正中線との中点

図5-D-3 多裂筋

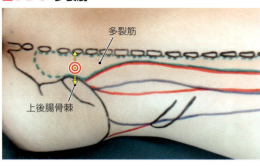

a

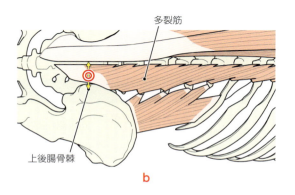

b

触知箇所 上後腸骨棘と後正中線との中点

伸展（GS1*）

図5-D-4 腰方形筋

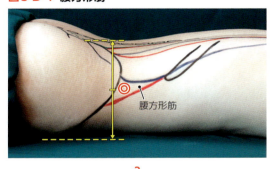

a

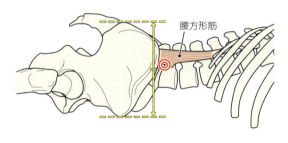

b

触知箇所 腸骨稜上で骨盤の前後長の中点のすぐ後上方の部位

体幹

No.6

体幹 回旋（GS2）

主動筋一覧

筋	末梢神経	髄節	起始	停止
外腹斜筋 (External oblique)	肋間神経	T5～12	第5～12肋骨	腹直筋鞘と白線，腸骨稜
内腹斜筋 (Internal oblique)	肋間神経 腸骨鼡径神経 腸骨下腹神経	T8～12	胸腰筋膜，腸骨稜，鼡径靱帯	第10～12肋骨，腹直筋鞘と白線

主動筋の解剖

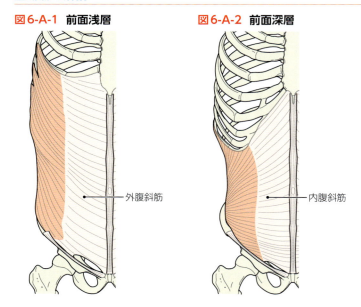

図6-A-1　前面浅層　　　図6-A-2　前面深層

回旋(GS2)

グレード3以上の検査

被検者の初期姿勢
- 端座位
- 両上肢を前胸部で交差・保持させる(図6-B-1)．
- 一側へ体幹回旋し，最終域で保持する(図6-B-2)．

課題運動
- 肩の前後から加えられる検者の体幹回旋への抵抗に負けず，その構えを保持する．

検者
- 回旋側の肩峰角から肩甲棘にかけてと対側の肩峰から鎖骨にかけて手で広く触れ，体幹回旋方向に対して反対方向へ抵抗をかける(図6-B-3)．
- グレード3以上：回旋位を保持できる抵抗量でグレードを判定する．

体幹

図6-B-1

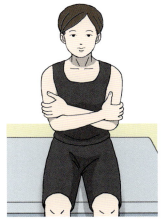

検者は両上肢を前胸部で交差・保持させる．

図6-B-2

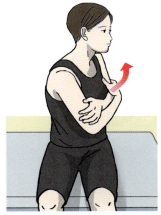

検者は一側へ体幹回旋し，最終域で保持する．

図6-B-3

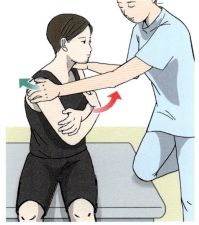

検者は回旋方向に対して反対方向へ抵抗をかける．
被検者は検者の加える抵抗に負けず，その構えを保持する．

判定基準

3	4	5
弱い抵抗に負けず初期姿勢を保持できる	中等度の抵抗に負けず初期姿勢を保持できる	強い抵抗に負けず初期姿勢を保持できる

グレード2以下の検査

被検者の 初期姿勢	● グレード3以上に準ずる(端座位). ● 両上肢を前胸部で交差・保持させる(図6-C-1).
課題運動	● 初期姿勢から対側の体幹回旋中間域まで自動運動する(図6-C-2).
検者	● 体幹屈伸・側屈が起こらないように支持するが,回旋運動を妨げないように配慮する. ● グレード2:課題運動を行うように指示し,その遂行状態を確認する. ● グレード1と0:課題運動が行えない場合は図6-Dを参考にして筋の触知を行う.

図6-C-1

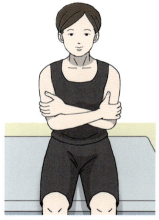

被検者は両上肢を前胸部で交差・保持させる.

図6-C-2

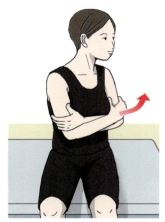

被検者は抵抗がなければ対側の体幹回旋中間域まで自動運動できる.

判定基準

2	1	0
初期姿勢の対側の体幹回旋中間域まで自動運動ができる	筋収縮が確認できる	筋収縮が確認できない

回旋（GS2）

主動筋觸知法

図6-D-1 外腹斜筋

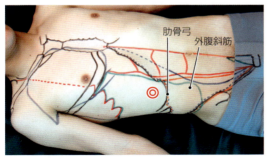

a

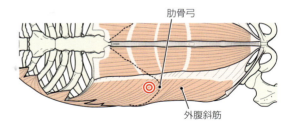

b

触知箇所 下位肋骨肋骨弓のすぐ上外側方の部位

図6-D-2 内腹斜筋

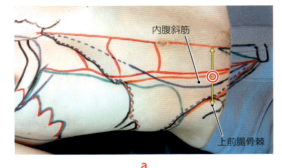

a

b

触知箇所 上前腸骨棘と前正中線との中点
- 腹直筋外側縁のすぐ外側方の部位で触知を行う．
- 過度に圧迫すると腸骨筋および大腰筋ととり間違えやすい．

No.7

肩甲帯
挙上（引き上げ）（GS1）

主動筋一覧

筋	末梢神経	髄節	起始	停止
僧帽筋（下行部） （Trapezius）	副神経，頸神経	C2～4	外後頭隆起，項靱帯	鎖骨
肩甲挙筋 （Levator scapulae）	肩甲背神経，頸神経	C2～5	第1～4頸椎の横突起後結節	肩甲骨上角，内側縁

主動筋の解剖

図7-A-1

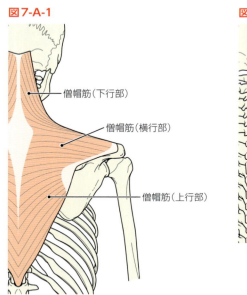

図7-A-2

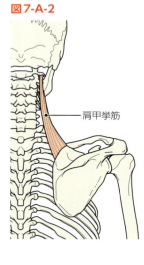

挙上（引き上げ）（GS1）

グレード3以上の検査

被検者の初期姿勢
- 端座位
- 両上肢を体側で自然下垂位とし，体幹をまっすぐにして座る（図7-B-1）．

課題運動
- 肩甲帯20°挙上位まで自動運動し，その構えを保持する（図7-B-2）．

検者
- グレード3：肩甲帯をその位置で保持できるか確認する（図7-B-2）．
- グレード4以上：肩峰から肩甲帯下制方向へ抵抗をかける（図7-B-3）．

図7-B-1

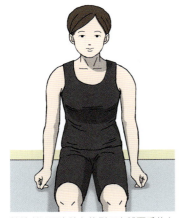

被検者は両上肢を体側で自然下垂位とし，体幹をまっすぐにして座る．

図7-B-2

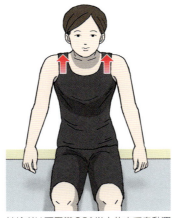

被検者は肩甲帯20°挙上位まで自動運動し，その構えを保持する．

図7-B-3

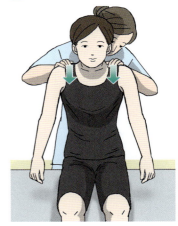

検者は肩峰から肩甲帯下制方向へ抵抗をかける．

判定基準

3	4	5
肩甲帯20°挙上位まで自動運動し，その構えを保持できる	中等度の抵抗に負けず保持できる	強い抵抗に負けず保持できる

グレード2以下の検査

被検者の初期姿勢	● 検査側上の側臥位 ● 肩甲帯挙上・下制中間位とする（図7-C-1）．
課題運動	● 肩甲帯20°挙上位まで自動運動する（図7-C-2）．
検者	● 検査側上肢が体幹側面に触れないように広く上肢を支持する（図7-C-1）． ● 肩甲帯の挙上運動を妨げないように配慮する． ● グレード2：課題運動を行うように指示し，その遂行状態を確認する（図7-C-2）． ● グレード1と0：課題運動が行えない場合は図7-Dを参考にして筋の触知を行う．

図7-C-1

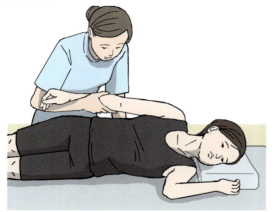

被検者は検査側上の側臥位で肩甲帯挙上・下制中間位とする．
検者は上肢の重量のみ支える．

図7-C-2

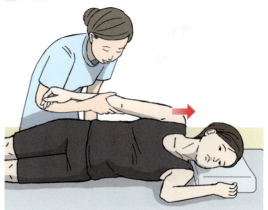

被検者は肩甲帯20°挙上位まで自動運動する．
検者は上肢の重量のみ支え，動きを妨げない．

判定基準

2	1	0
肩甲帯20°挙上位まで自動運動ができる	筋収縮が確認できる	筋収縮が確認できない

主動筋触知法

図7-D-1 僧帽筋（下行部）

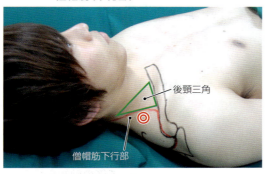

a

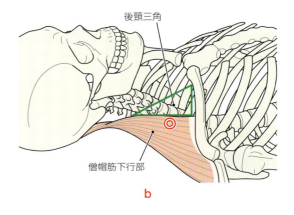

b

触知箇所 下行部：後頸三角のすぐ後方の膨隆部
- 後頸三角：鎖骨の上方にある大きな三角形のくぼみ

図7-D-2 肩甲挙筋

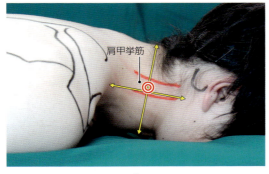

a

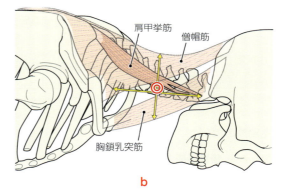

b

触知箇所 外側方からみて，頸部の長軸長の中央部かつ前後長の中央部のすぐ後方の部位
- 僧帽筋と胸鎖乳突筋との間で触知を行う．

No.8

肩甲帯
下制（引き下げ）（GS2）

主動筋一覧

筋	末梢神経	髄節	起始	停止
僧帽筋（上行部）(Trapezius)	副神経, 頸神経	C2〜4	下位胸椎棘突起	肩甲棘
大胸筋 (Pectoralis major)	内側・外側胸筋神経	C5〜T1	鎖骨, 胸骨, 第1〜6肋軟骨, 腹直筋鞘	上腕骨大結節稜
広背筋 (Latissimus dorsi)	胸背神経	C6〜8	下位胸椎・腰椎棘突起, 仙椎正中仙骨稜, 腸骨稜, 下位肋骨, 肩甲骨下角, 胸腰筋膜	上腕骨小結節稜
小胸筋 (Pectoralis minor)	内側・外側胸筋神経	C7〜T1	第3〜5肋骨	肩甲骨烏口突起

主動筋の解剖

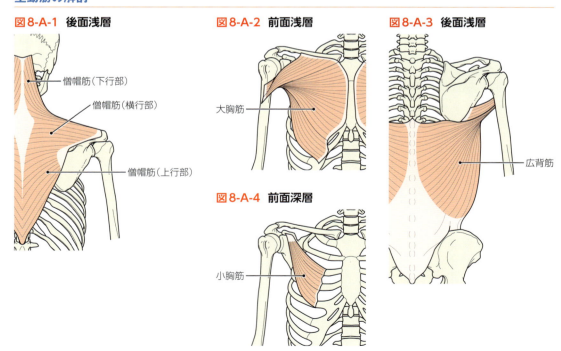

図8-A-1　後面浅層　僧帽筋（下行部）／僧帽筋（横行部）／僧帽筋（上行部）

図8-A-2　前面浅層　大胸筋

図8-A-3　後面浅層　広背筋

図8-A-4　前面深層　小胸筋

下制（引き下げ）(GS1)

グレード3以上の検査

被検者の初期姿勢
- 検査側上の側臥位
- 検査側を上にした側臥位で，肩甲帯20°挙上位とする（図8-B-1）．

課題運動
- 肩甲帯挙上位から肩甲帯下制中間域まで自動運動し，その構えを保持する（図8-B-2）．

検者
- 肘関節伸展位で固定した上肢を介して挙上方向へ抵抗をかける（図8-B-3）．
- グレーディングは抵抗量で判断する．

肩甲帯

図 8-B-1

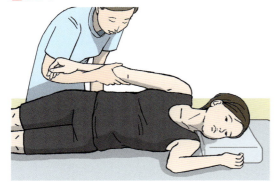

被検者は検査側上の側臥位とする．
検者は被検者の肩甲帯を20°挙上位とし，上肢の重量のみ支える．

図 8-B-2

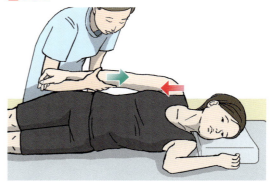

被検者は肩甲帯下制中間域まで運動し，その構えを保持する．
検者は肩甲帯挙上方向へ抵抗をかける．

図 8-B-3

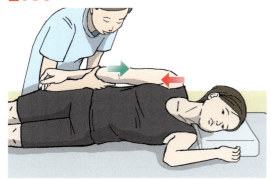

被検者は肩甲帯下制中間域を保持する．
検者は肩甲帯挙上方向へ抵抗をかける．

判定基準

3	4	5
弱い抵抗に負けず肩甲帯挙上位から肩甲帯下制中間域まで下制し，その構えを保持できる	中等度の抵抗に負けず保持できる	強い抵抗に負けず保持できる

グレード2以下の検査

被検者の初期姿勢
- グレード3以上に準ずる．
- グレード3以上に準ずる（図8-B-1）．

課題運動
- グレード3以上に準ずる．

検者
- 検査側上肢が体幹側面に触れないように広く上肢を支持する．
- 肩甲帯の下制運動を妨げないように配慮する（図8-C）．
- グレード2：課題運動を行うように指示し，その遂行状態を確認する．
- グレード1と0：課題運動が行えない場合は図8-Dを参考にして筋の触知を行う．

図8-C

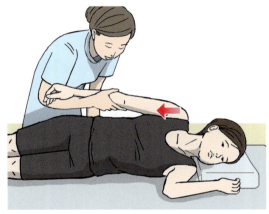

被検者は肩甲帯下制中間域まで自動運動する．
検者は被検者の上肢の重量のみ支え，被検者が肩甲帯下制中間域まで自動運動できるか確認する．

判定基準

2	1	0
肩甲帯下制中間域まで自動運動ができる	筋収縮が確認できる	筋収縮が確認できない

下制（引き下げ）(GS1)

主動筋触知法

図8-D-1 僧帽筋（上行部）

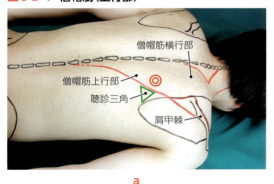

a

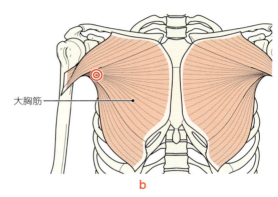

b

|触知箇所| 上行部：聴診三角のすぐ上内側方の膨隆部
- 聴診三角：肩甲骨下角のすぐ上内側方にあるくぼみ

図8-D-2 大胸筋

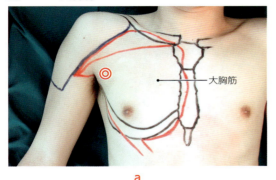

a

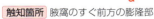

b

|触知箇所| 腋窩のすぐ前方の膨隆部

図8-D-3 広背筋

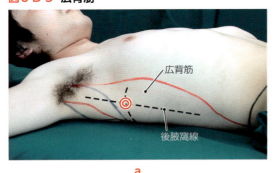

a

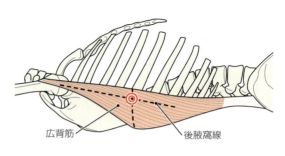

b

|触知箇所| 後腋窩線上の肩甲骨下角の高さ

肩甲帯

図8-D-4 小胸筋

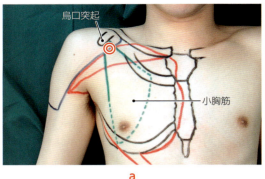

a

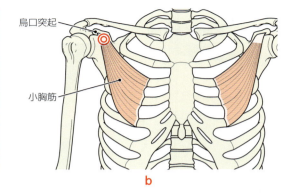

b

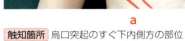

触知箇所 烏口突起のすぐ下内側方の部位

No.9

肩甲帯 屈曲（GS1）

主動筋一覧

筋	末梢神経	髄節	起始	停止
前鋸筋 (Serratus anterior)	長胸神経	C5〜7	第1〜9肋骨	肩甲骨内側縁
大胸筋 (Pectoralis major)	内側・外側胸筋神経	C5〜T1	鎖骨，胸骨，第1〜6肋軟骨，腹直筋鞘	上腕骨大結節稜
小胸筋 (Pectoralis minor)	内側・外側胸筋神経	C7〜T1	第3〜5肋骨	肩甲骨烏口突起

主動筋の解剖

図9-A-1　右側面深層

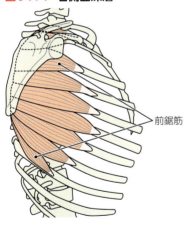

図9-A-2　前面浅層

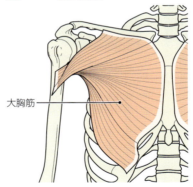

図9-A-3　前面浅層

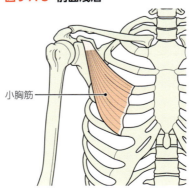

グレード3以上の検査

被検者の初期姿勢	● 背臥位 ● 肩関節90°屈曲位，肘関節伸展位とする（図9-B-1）．
課題運動	● 肩甲帯屈伸中間位から肩甲帯屈曲中間域まで自動運動し，その構えを保持する（図9-B-2）．
検者	● グレード3：肩関節90°屈曲位，肘関節伸展位を保持するのみで，肩甲帯屈曲運動に対して徒手抵抗は加えない． ● グレード4以上：肘関節を伸展位で固定した上肢を介して，肩甲帯屈曲運動へ抵抗をかける（図9-B-3）．

図9-B-1

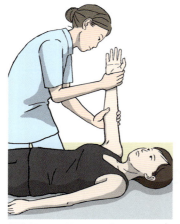

被検者は肩関節90°屈曲位，肘関節伸展位とする．
検者はその構えを保持する．

図9-B-2

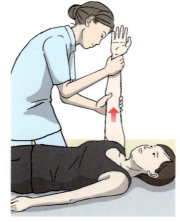

被検者は重力に逆らって肩甲帯屈曲の自動運動を行う．
検者は肩関節と肘関節の構えのみ保持する．

図9-B-3

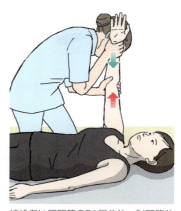

被検者は肩関節90°屈曲位，肘関節伸展位で肩甲帯屈曲中間域まで自動運動し，その構えを保持する．
検者は上肢を介して肩甲帯屈曲運動へ抵抗をかける．

判定基準

3	4	5
肩甲帯屈曲中間域まで自動運動し，その構えを保持できる	中等度の抵抗に負けず保持できる	強い抵抗に負けず保持できる

屈曲（GS1）

グレード2以下の検査

被検者の初期姿勢	● 検査側上の側臥位 ● 肩関節90°屈曲位，肘関節伸展位で肩甲帯伸展中間域とする（図9-C-1）．
課題運動	● 肩甲帯伸展中間域から肩甲帯屈曲中間域まで自動運動する（図9-C-2）．
検者	● 肩関節90°屈曲位，肘関節伸展位で上肢を保持する． ● 肩甲帯の屈曲運動を妨げないように配慮する． ● グレード2：課題運動を行うように指示し，その遂行状態を確認する． ● グレード1と0：課題運動が行えない場合は図9-Dを参考にして筋の触知を行う．

図9-C-1

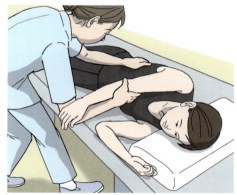

被検者は肩関節90°屈曲位で肩甲帯伸展中間域とする．
検者は胸壁を固定するとともに上肢の重量のみ支える．

図9-C-2

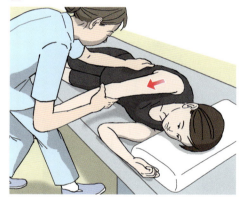

被検者は肩甲帯屈曲中間域まで自動運動を行う．
検者は胸壁を固定するとともに上肢の重量のみ支え，運動を妨げない．

判定基準

2	1	0
肩甲帯屈曲中間域まで自動運動ができる	筋収縮が確認できる	筋収縮が確認できない

主動筋触知法

図 9-D-1　前鋸筋

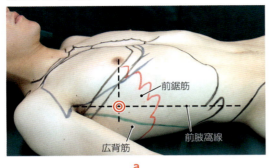
a

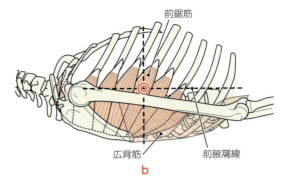
b

触知箇所 前腋窩線上の乳頭の高さ

- 前腋窩線：腋窩の前端から下方へ引いた線．広背筋の前方で触知を行う．

図 9-D-2　大胸筋

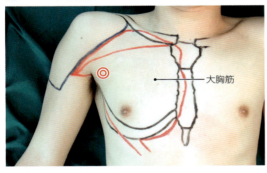
a

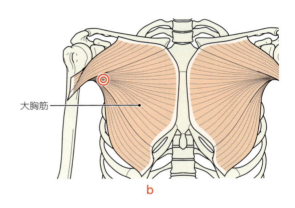
b

触知箇所 腋窩のすぐ前方の膨隆部

図 9-D-3　小胸筋

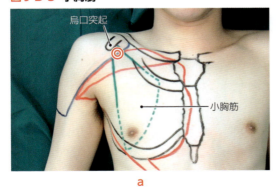
a

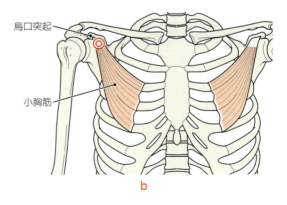
b

触知箇所 烏口突起のすぐ下内側方の部位

No.10

肩甲帯 伸展（GS2）

主動筋一覧

筋	末梢神経	髄節	起始	停止
僧帽筋（横行部） (Trapezius)	副神経，頸神経	C2〜4	第7頸椎および上位胸椎の棘突起	肩峰，肩甲棘
大菱形筋 (Rhomboid major)	肩甲背神経	C(4), 5, (6)	第1〜4胸椎の棘突起	肩甲骨内側縁
小菱形筋 (Rhomboid minor)	肩甲背神経	C(4), 5, (6)	第6〜7頸椎の棘突起，項靱帯下部	肩甲骨内側縁

主動筋の解剖

図10-A-1　後面浅層

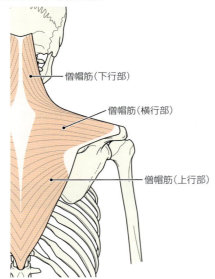

- 僧帽筋（下行部）
- 僧帽筋（横行部）
- 僧帽筋（上行部）

図10-A-2　後面深層

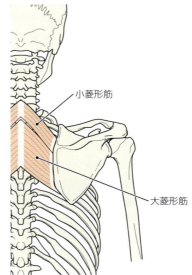

- 小菱形筋
- 大菱形筋

グレード3以上の検査

被検者の初期姿勢	● 検査側上の側臥位 ● 肩関節90°屈曲位，前腕自然下垂位とする（図10-B-1）．
課題運動	● 肩甲帯屈曲中間域から肩甲帯伸展中間域まで自動運動し，その構えを保持する（図10-B-1）．
検者	● 胸壁を固定する． ● 上肢全体を広く支えつつ，肩峰から肩甲棘にかけて広く手で触れて肩甲帯屈曲方向へ抵抗をかける（図10-B-2）． ● グレーディングは抵抗量で判断する．

図10-B-1

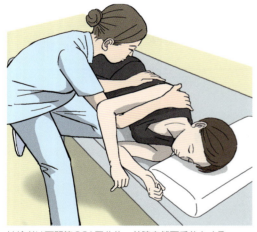

被検者は肩関節90°屈曲位，前腕自然下垂位とする．
検者は胸壁を固定するとともに上肢の重量を支える．

図10-B-2

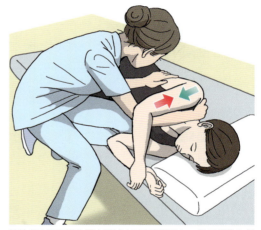

被検者は肩甲帯伸展中間域まで自動運動し，その構えを保持する．
検者は胸壁を固定するとともに肩甲帯屈曲方向へ抵抗をかける．

判定基準

3	4	5
弱い抵抗に負けず初期姿勢を保持できる	中等度の抵抗に負けず初期姿勢を保持できる	強い抵抗に負けず初期姿勢を保持できる

伸展（GS2）

グレード2以下の検査

被検者の初期姿勢
- グレード3以上に準ずる（側臥位）.
- グレード3以上に準ずる.

課題運動
- グレード3以上に準ずる（図10-C）.

検者
- 上肢を肩関節90°屈曲位，前腕自然下垂位で保持する.
- 肩甲帯の伸展運動を妨げないように配慮する.
- グレード2：課題運動（図10-C）を行うように指示し，その遂行状態を確認する.
- グレード1と0：課題運動が行えない場合は図10-Dを参考にして筋の触知を行う.

図10-C

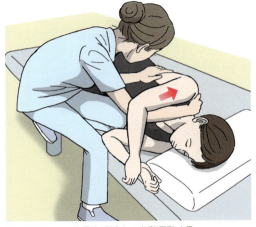

被検者は肩甲帯伸展中間域まで自動運動する.
検者は胸壁を固定するとともに上肢の重量のみ支える.

判定基準

2	1	0
肩甲帯伸展中間域まで自動運動ができる	筋収縮が確認できる	筋収縮が確認できない

主動筋触知法

図10-D-1 僧帽筋（横行部）

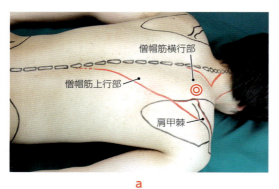
a

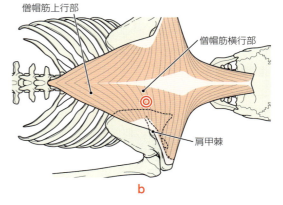
b

触知箇所 横行部：肩甲棘内側端のすぐ内側方の部位
- 聴診三角：肩甲骨下角のすぐ上内側方にあるくぼみ

図10-D-2 大菱形筋

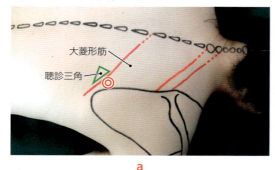
a

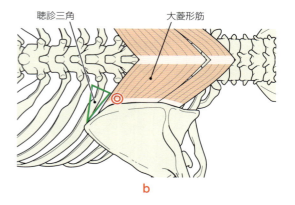
b

触知箇所 聴診三角のすぐ上外側方の膨隆部
- 聴診三角：肩甲骨下角のすぐ上内側方にあるくぼみ

図10-D-3 小菱形筋

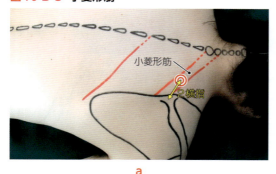
a

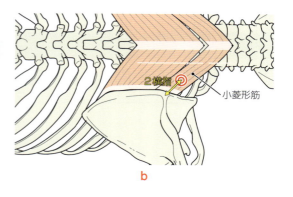
b

触知箇所 肩甲棘内側端から2横指上内側方
- 僧帽筋との鑑別が困難な場合がある．

No.11

肩関節 屈曲（前方挙上）(GS1)

主動筋一覧

筋	末梢神経	髄節	起始	停止
三角筋〔鎖骨部（前部線維）〕 (Deltoid)	腋窩神経	C5, 6	鎖骨	上腕骨三角筋粗面
烏口腕筋 (Coracobrachialis)	筋皮神経	C6, 7	肩甲骨烏口突起	上腕骨内側面

主動筋の解剖

図11-A-1 前面浅層　　　　**図11-A-2** 前面深層

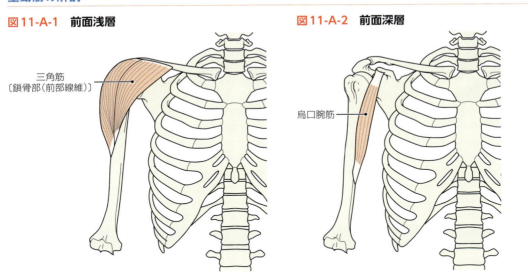

グレード3以上の検査

被検者の初期姿勢	● 体幹をまっすぐにして，肘関節軽度屈曲位で手掌面を対側大腿中央部に当てる（図11-B-1）．
課題運動	● 肘関節と前腕の構えを変えずに肩関節90°屈曲位とし，その構えを保持する（図11-B-2）．
検者	● 体幹の回旋や側屈を防止する． ● グレード3：必要であれば肘関節〜前腕を支持して代償運動を適宜修正する． ● グレード4以上：肩関節90°屈曲位で上腕遠位上面に伸展方向へ抵抗をかける（図11-B-3）．

図11-B-1

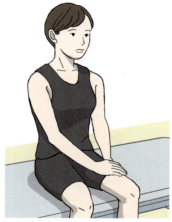

被検者は肘関節を軽度屈曲位とし，手掌面を対側大腿中央部に当てる．

図11-B-2

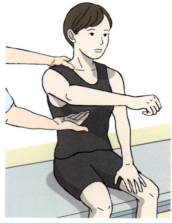

被検者は肩関節90°屈曲位とし，その構えを保持する．

図11-B-3

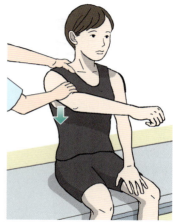

検者は肩甲帯を固定し，上腕遠位上面に伸展方向へ抵抗をかける．

判定基準

3	4	5
肩関節90°屈曲位まで自動運動し，その構えを保持できる	中等度の抵抗に負けず保持できる	強い抵抗に負けず保持できる

屈曲（前方挙上）（GS1）

グレード2以下の検査

被検者の初期姿勢	● 検査側上の側臥位 ● 体幹をまっすぐにして，肘関節軽度屈曲位，前腕回内位とする（図11-C-1）．
課題運動	● 初期姿勢でとった構えから肩関節90°屈曲位まで自動運動する（図11-C-2）．
検者	● 上肢の重量のみ支える． ● 運動を助けたり妨げたりしない． ● 代償運動を適宜修正する． ● グレード2：課題運動を行うように指示し，その遂行状態を確認する． ● グレード1と0：課題運動が行えない場合は図11-Dを参考にして筋の触知を行う．

肩関節

図11-C-1

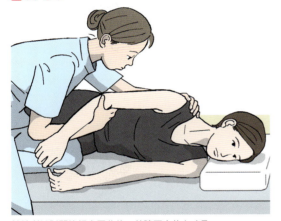

被検者は肘関節軽度屈曲位，前腕回内位とする．
検者は上肢の重量のみ支える．

図11-C-2

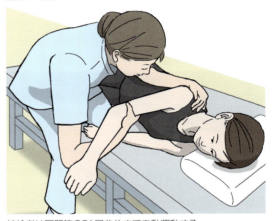

被検者は肩関節90°屈曲位まで自動運動する．
検者は上肢の重量のみ支える．

判定基準

2	1	0
肩関節90°屈曲位まで自動運動ができる	筋収縮が確認できる	筋収縮が確認できない

主動筋触知法

図11-D-1 三角筋〔鎖骨部（前部線維）〕

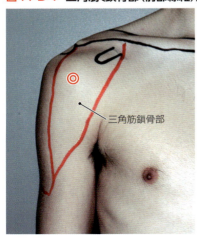
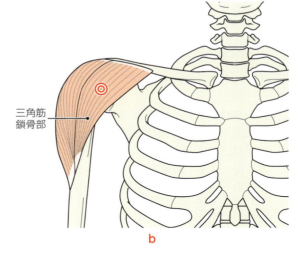

a　　　　　　　　　　　　　　　b

触知箇所　上腕骨頭の前面

図11-D-2 烏口腕筋

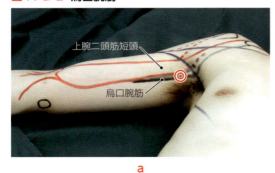
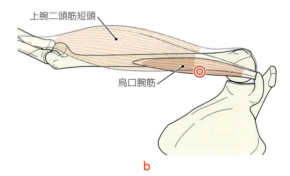

a　　　　　　　　　　　　　　　b

触知箇所　上腕骨内側面近位1/3のすぐ前方の部位
・上腕二頭筋短頭と並走する．

屈曲（前方挙上）(GS1)

徒手筋力計を用いた測定方法の推奨例

被検者の初期姿勢
- 背臥位
- 肩関節90°屈曲位とする．

課題運動
- 肩関節を屈曲する．

検者
- センサを被検者の上腕遠位前面に当て肩甲帯を固定する（図11-E）．

レバーアーム長
- 肩峰角からセンサ中心までの距離

図11-E 徒手筋力計を用いた肩関節屈曲（前方挙上）筋力の測定

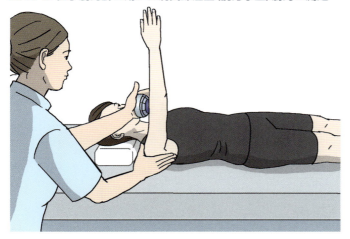

No.12

肩関節
肩甲骨面挙上（GS1*）

主動筋一覧

筋	末梢神経	髄節	起始	停止
三角筋〔鎖骨部（前部線維）〕(Deltoid)	腋窩神経	C5, 6	鎖骨	上腕骨三角筋粗面
三角筋〔肩峰部（中部線維）〕(Deltoid)	腋窩神経	C5, 6	肩峰	上腕骨三角筋粗面
棘上筋 (Supraspinatus)	肩甲上神経	C5	肩甲骨棘上窩	上腕骨大結節

主動筋の解剖

図12-A-1　外側面浅層

図12-A-2　後面深層

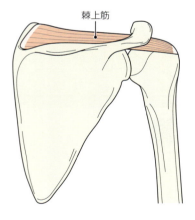

肩甲骨面挙上(GS1*)

グレード3以上の検査

被検者の初期姿勢	● 端座位 ● 体幹をまっすぐにして，肘関節軽度屈曲位，前腕回内位とする(図12-B-1).
課題運動	● 肘関節前腕の構えを変えずに肩関節90°肩甲骨面挙上位とし，その構えを保持する(図12-B-2).
検者	● 体幹の回旋や側屈を防止する. ● グレード3：必要であれば肘関節〜前腕を支持して代償運動を適宜修正する. ● グレード4以上：肩関節90°肩甲骨面挙上位で上腕遠位上面に抵抗をかける(図12-B-3).

図12-B-1

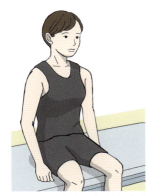

被検者は端座位で肘関節軽度屈曲位，前腕回内位とする．

図12-B-2

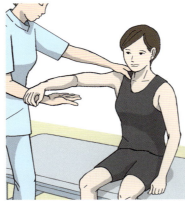

被検者は肩関節90°肩甲骨面挙上位とし，その構えを保持する．

図12-B-3

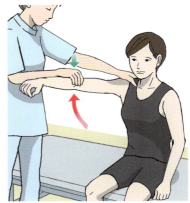

被検者は肩関節90°肩甲骨面挙上位とし，検者の抵抗に負けずその構えを保持する．

判定基準

3	4	5
肩関節90°肩甲骨面挙上位まで自動運動し，その構えを保持できる	中等度の抵抗に負けず保持できる	強い抵抗に負けず保持できる

グレード2以下の検査

被検者の初期姿勢	● グレード3以上に準ずる. ● グレード3以上に準ずる（図12-B-1）.
課題運動	● 肩関節45°肩甲骨面挙上位とする（図12-C）.
検者	● 肩関節の運動を妨げない程度に軽く固定する. ● グレード2：課題運動を行うように指示し，その遂行状態を確認する. ● グレード1と0：課題運動が行えない場合は図12-Dを参考にして筋の触知を行う.

図12-C

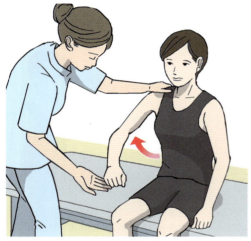

被検者は肩関節45°肩甲骨面挙上位まで自動運動ができる．

判定基準

2	1	0
肩関節45°肩甲骨面挙上位まで自動運動ができる	筋収縮が確認できる	筋収縮が確認できない

肩甲骨面挙上（GS1*）

主動筋触知法

図12-D-1　三角筋〔鎖骨部（前部線維）〕

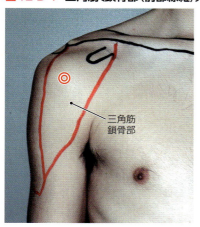
a

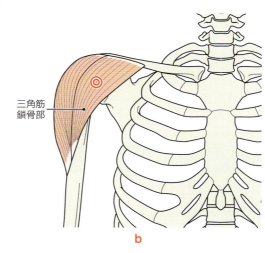
b

触知箇所　上腕骨頭の前面

図12-D-2　三角筋〔肩峰部（中部線維）〕

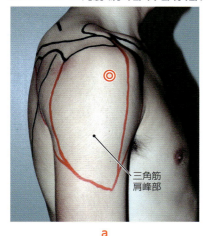
a

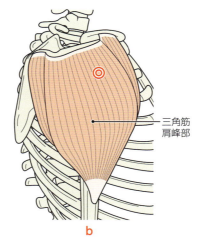
b

触知箇所　上腕骨頭の外側面

図12-D-3　棘上筋

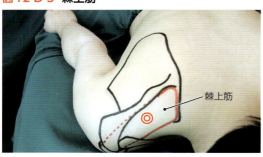
a

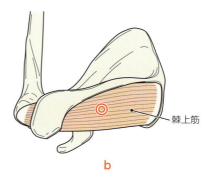
b

触知箇所　肩甲棘中央部のすぐ上方の深部
- 僧帽筋との鑑別が困難な場合がある．

No.13

肩関節 伸展（GS1）

主動筋一覧

筋	末梢神経	髄節	起始	停止
広背筋 (Latissimus dorsi)	胸背神経	C6〜8	下位胸椎・腰椎棘突起，仙椎正中仙骨稜，腸骨稜，下位肋骨，肩甲骨下角，胸腰筋膜	上腕骨小結節稜
三角筋〔肩甲棘部（後部線維）〕 (Deltoid)	腋窩神経	C5, 6	肩甲棘	上腕骨三角筋粗面
大円筋 (Teres major)	肩甲下神経	C5〜7	肩甲骨下角	上腕骨小結節稜

主動筋の解剖

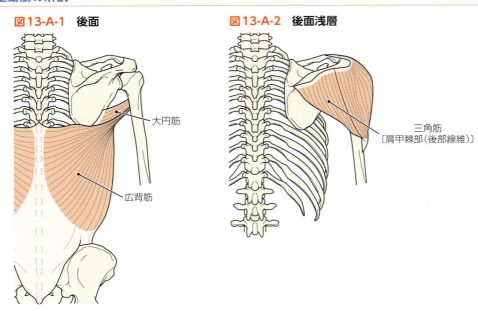

図13-A-1　後面

図13-A-2　後面浅層

伸展（GS1）

グレード3以上の検査

| 被検者の初期姿勢 | ● 端座位
● 体幹をまっすぐにして，肘関節伸展位とする． |

| 課題運動 | ● 肩関節伸展中間域まで自動運動し，その構えを保持する（図13-B-1）． |

| 検者 | ● 肩甲帯前面（鎖骨遠位部～肩峰前面）を固定する．
● グレード3：肩関節伸展中間域まで自動運動させる．
● グレード4以上：肩関節伸展中間域で上腕遠位後面に屈曲方向へ抵抗をかける（図13-B-2）． |

肩関節

図13-B-1

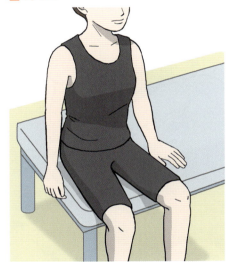

被検者は体幹をまっすぐにして肘関節伸展位とする．

図13-B-2

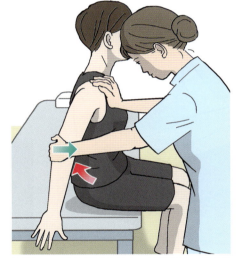

被検者は肩関節伸展中間域まで自動運動し，その構えを保持する．
検者は上腕遠位後面に屈曲方向へ抵抗をかける．

判定基準

3	4	5
肩関節伸展中間域まで自動運動し，その構えを保持できる	中等度の抵抗に負けず保持できる	強い抵抗に負けず保持できる

グレード2以下の検査

被検者の初期姿勢	● 検査側上の側臥位 ● 体幹をまっすぐにして，肘関節伸展位とする（図13-C-1）.
課題運動	● 肘関節の構えを変えずに肩関節伸展中間域まで自動運動する（図13-C-2）.
検者	● 検査側上肢の重量のみ支える. ● 運動を助けたり妨げたりしない. ● 代償運動を適宜修正する. ● グレード2：課題運動を行うように指示し，その遂行状態を確認する. ● グレード1と0：課題運動が行えない場合は図13-Dを参考にして筋の触知を行う.

図13-C-1

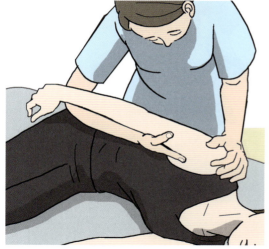

被検者は体幹をまっすぐにして，肘関節伸展位とする．

図13-C-2

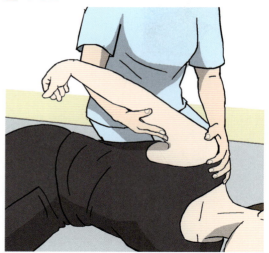

被検者は肩関節伸展中間域まで自動運動ができる．

判定基準

2	1	0
肩関節伸展中間域まで自動運動ができる	筋収縮が確認できる	筋収縮が確認できない

伸展（GS1）

主動筋觸知法

図13-D-1　広背筋

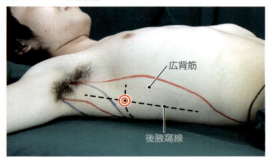
a
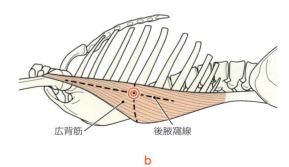
b

触知箇所　後腋窩線上の肩甲骨下角の高さ

図13-D-2　三角筋〔肩甲棘部（後部線維）〕

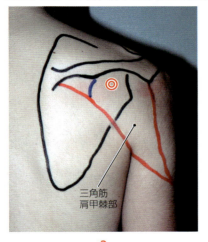
a
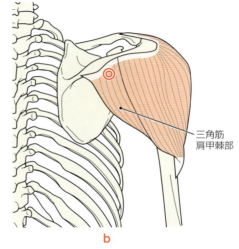
b

触知箇所　肩甲棘中央部のすぐ下方の部位

図13-D-3　大円筋

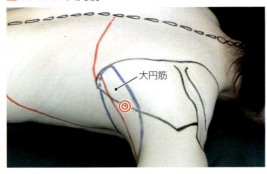
a
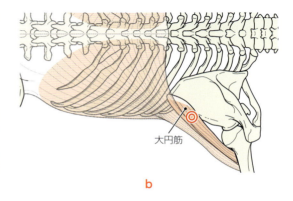
b

触知箇所　肩甲骨外側縁の下方1/3の部位

肩関節

徒手筋力計を用いた測定方法の推奨例

被検者の初期姿勢	● 背臥位 ● 肩関節90°屈曲位とする．
課題運動	● 肩関節を伸展する．
検者	● センサを被検者の上腕遠位後面に当て肩甲帯を固定する（図13-E）．
レバーアーム長	● 上腕骨長軸に平行な肩峰角からセンサ中心までの距離

図13-E 徒手筋力計を用いた肩関節伸展筋力の測定

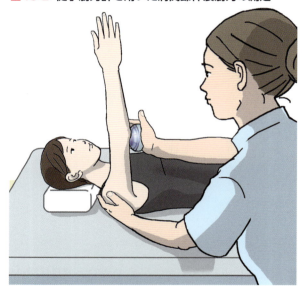

No.14

肩関節 外転（GS1）

主動筋一覧

筋	末梢神経	髄節	起始	停止
三角筋〔肩峰部（中部線維）〕(Deltoid)	腋窩神経	C5, 6	肩峰	上腕骨三角筋粗面
棘上筋 (Supraspinatus)	肩甲上神経	C5	肩甲骨棘上窩	上腕骨大結節

主動筋の解剖

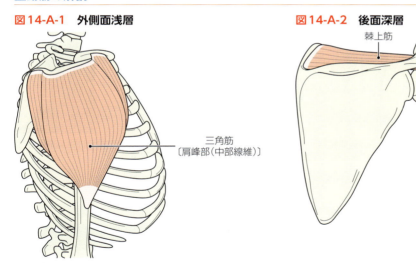

図14-A-1　外側面浅層　　　　　図14-A-2　後面深層

三角筋〔肩峰部（中部線維）〕

棘上筋

グレード3以上の検査

被検者の初期姿勢	● 端座位 ● 体幹をまっすぐにして，肘関節軽度屈曲位，前腕回内位とする（図14-B-1）．
課題運動	● 肘関節と前腕の構えを変えずに肩関節90°外転位まで自動運動し，その構えを保持する（図14-B-2）．
検者	● 体幹の側屈を防止する． ● 必要であれば肘関節〜前腕を支持して代償運動を適宜修正する． ● グレード3：肩関節90°外転位とし，その構えを保持できるか確認する． ● グレード4以上：肩関節90°外転位で上腕遠位上面に内転方向へ抵抗をかける（図14-B-3）．

図14-B-1

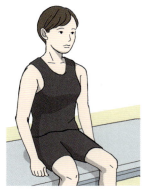

被検者は端座位で肘関節軽度屈曲位・前腕回内位とする．

図14-B-2

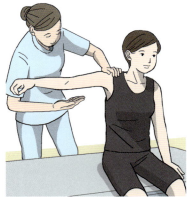

被検者は肩関節90°外転位まで自動運動し，その構えを保持する．

図14-B-3

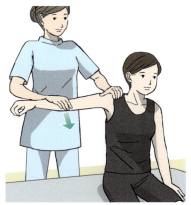

被検者は検者の抵抗に負けず肩関節90°外転位を保持する．

判定基準

3	4	5
肩関節90°外転位まで自動運動し，その構えを保持できる	中等度の抵抗に負けず保持できる	強い抵抗に負けず保持できる

外転（GS1）

グレード2以下の検査

被検者の初期姿勢	● 背臥位 ● 肘関節軽度屈曲位，前腕回内位とする．
課題運動	● 肩関節90°外転位まで自動運動する．
検者	● 上肢の重量のみ支え，支持面との摩擦をなくす． ● 運動を助けたり妨げたりしない． ● 代償運動を適宜修正する． ● グレード2：課題運動を行うように指示し，その遂行状態を確認する． ● グレード1と0：課題運動が行えない場合は図14-Dを参考にして筋の触知を行う．

肩関節

図14-C-1

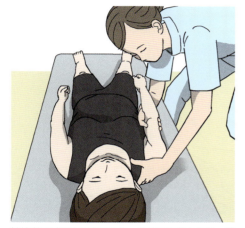

被検者は肘関節軽度屈曲位，前腕回内位となり，検者が保持する．

図14-C-2

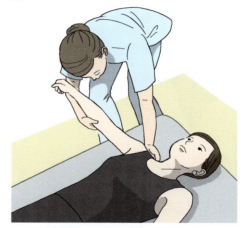

被検者は肩関節90°外転位まで自動運動する．検者は上肢の重量のみ支える．

判定基準

2	1	0
肩関節90°外転位まで自動運動ができる	筋収縮が確認できる	筋収縮が確認できない

主動筋触知法

図14-D-1 三角筋〔肩峰部（中部線維）〕

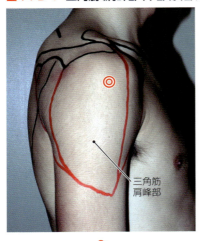
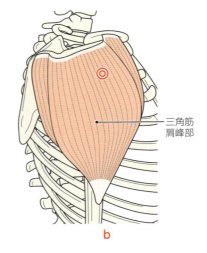

a　　　　　　　　　　　　　　b

触知箇所 上腕骨頭の外側面

図14-D-2 棘上筋

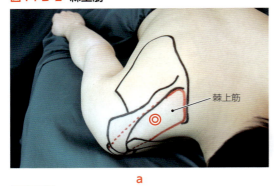
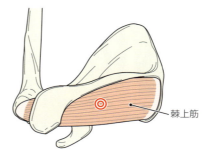

a　　　　　　　　　　　　　　b

触知箇所 肩甲棘中央部のすぐ上方の深部
- 僧帽筋との鑑別が困難な場合がある．

外転（GS1）

徒手筋力計を用いた測定方法の推奨例

被検者の初期姿勢
- 背臥位
- 肩関節45°外転位とする．

課題運動
- 肩関節を外転する．

検者
- センサを被検者の上腕遠位前面に当て肩甲帯を固定する（図14-E）．

レバーアーム長
- 肩峰からセンサ中心までの距離

図14-E 徒手筋力計を用いた肩関節外転筋力の測定

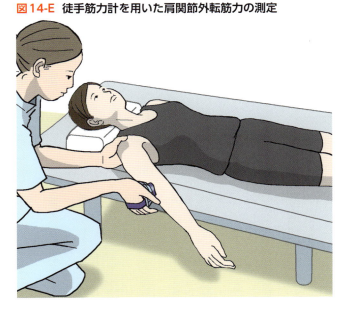

肩関節

No.15

肩関節 外旋（GS1）

主動筋一覧

筋	末梢神経	髄節	起始	停止
棘下筋 (Infraspinatus)	肩甲上神経	C5, 6	肩甲骨棘下窩	上腕骨大結節
小円筋 (Teres minor)	腋窩神経	C5	肩甲骨外側縁	上腕骨大結節

主動筋の解剖

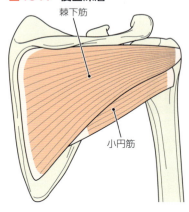

図15-A　後面深層

外旋（GS1）

グレード3以上の検査

被検者の初期姿勢
- 検査側上の側臥位
- 肘関節90°屈曲位，前腕回内外中間位で肩関節内旋中間域とする（図15-B-1）．

課題運動
- 初期姿勢でとった構えから肩関節外旋中間域まで自動運動し，その構えを保持する（図15-B-2）．

検者
- 肘関節部を固定する．
- グレード3：運動方向を適切に導きながら，課題運動が行えるか確認する．
- グレード4以上：保持した構えで前腕遠位背側面に内旋方向へ抵抗をかける（図15-B-3）．

図 15-B-1

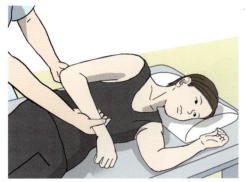

被検者は肘関節90°屈曲位前腕回内外中間位で肩関節内旋中間域とする．

図 15-B-2

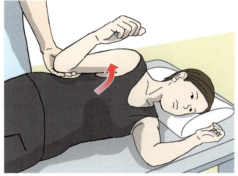

被検者は肩関節外旋中間域まで外旋し，その構えを保持する．

図 15-B-3

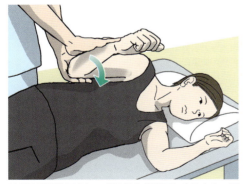

検者は肘部を固定し，前腕遠位背側面に内旋方向へ抵抗をかける．

判定基準

3	4	5
肩関節外旋中間域まで自動運動し，その構えを保持できる	中等度の抵抗に負けず保持できる	強い抵抗に負けず保持できる

グレード2以下の検査

被検者の初期姿勢	● 端座位 ● 肘関節90°屈曲位，前腕回内外中間位で肩関節内旋中間域とする（図15-C-1）．
課題運動	● 初期姿勢から肩関節外旋中間域まで自動運動する（図15-C-2）．
検者	● 肘関節90°屈曲位，前腕回内外中間位を保持する． ● 前腕の重量のみ支持し，運動を助けたり妨げたりしない． ● 代償運動を適宜修正する． ● グレード2：課題運動を行うように指示し，その遂行状態を確認する． ● グレード1と0：課題運動が行えない場合は図15-Dを参考にして筋の触知を行う．

図 15-C-1

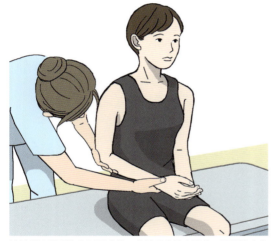

被検者は肘関節90°屈曲位，前腕回内外中間位で肩関節内旋中間域とする．
検者は前腕の重量のみ支持する．

図 15-C-2

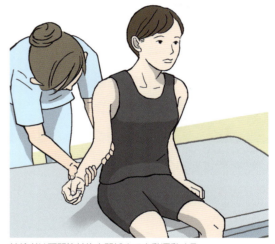

被検者は肩関節外旋中間域まで自動運動する．
検者は前腕の重量のみ支持する．

判定基準

2	1	0
肩関節外旋中間域まで自動運動ができる	筋収縮が確認できる	筋収縮が確認できない

外旋（GS1）

主動筋触知法

図15-D-1　棘下筋

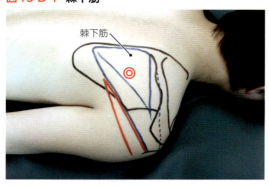
a

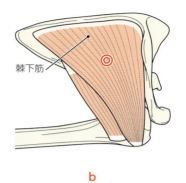
b

触知箇所　肩甲骨棘下窩の中央部

図15-D-2　小円筋

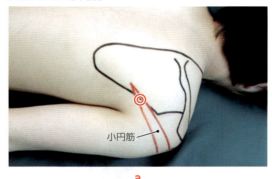
a

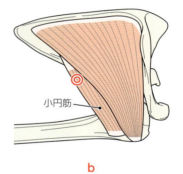
b

触知箇所　肩甲骨外側縁の上方1/3の部位

肩関節

徒手筋力計を用いた測定方法の推奨例

被検者の初期姿勢	● 背臥位 ● 肩関節90°外転位とする．
課題運動	● 肩関節を外旋する．
検者	● センサを被検者の前腕遠位背側面に当て，肩関節内転を防ぐために肘部を包むように固定する（図15-E）．
レバーアーム長	● 上腕骨長軸に平行な肩峰角からセンサ中心までの距離

図15-E 徒手筋力計を用いた肩関節外旋筋力の測定

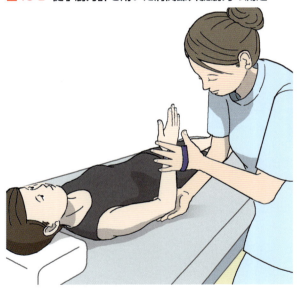

No.16

肩関節 内旋（GS1）

主動筋一覧

筋	末梢神経	髄節	起始	停止
肩甲下筋 (Subscapularis)	肩甲下神経	C5〜7	肩甲下窩	上腕骨小結節
大胸筋 (Pectoralis major)	内側・外側 胸筋神経	C5〜T1	鎖骨，胸骨，第1〜6肋軟骨，腹直筋鞘	上腕骨大結節稜
広背筋 (Latissimus dorsi)	胸背神経	C6〜8	下位胸椎・腰椎棘突起，仙椎正中仙骨稜，腸骨稜，下位肋骨，肩甲骨下角，胸腰筋膜	上腕骨小結節稜
大円筋 (Teres major)	肩甲下神経	C5〜7	肩甲骨下角	上腕骨小結節稜

肩関節

主動筋の解剖

図16-A-1 前面深層

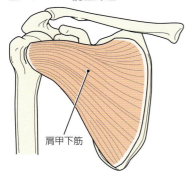

肩甲下筋

図16-A-2 前面浅層

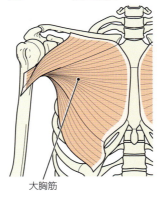

大胸筋

図16-A-3 後面

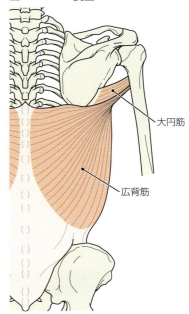

大円筋

広背筋

グレード3以上の検査

被検者の初期姿勢	● 検査側下の側臥位 ● 肘関節90°屈曲位とし，肘部から末梢部をベッド端から出す．肩関節軽度屈曲位かつ外旋中間域とする（図16-B-1）．
課題運動	● 肩関節内旋中間域まで自動運動し，その構えを保持する（図16-B-2）．
検者	● 肘関節部を固定する． ● グレード3：肩関節内旋中間域で保持できるか確認する． ● グレード4以上：保持した構えで前腕遠位掌側面に外旋方向へ抵抗をかける（図16-B-3）．

図 16-B-1

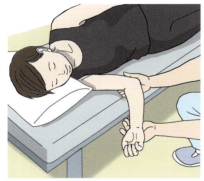

被検者は肘関節90°屈曲位，前腕回内外中間位で肩関節軽度屈曲位かつ外旋中間域とする．

図 16-B-2

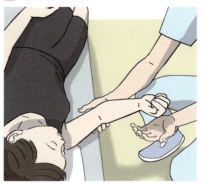

被検者は肩関節内旋中間域まで自動運動し，その構えを保持する．

図 16-B-3

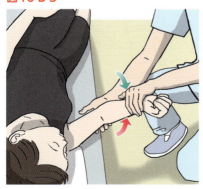

検者は肘部を固定し，前腕遠位掌側面に外旋方向へ抵抗をかける．

判定基準

3	4	5
肩関節内旋中間域まで自動運動し，その構えを保持できる	中等度の抵抗に負けず保持できる	強い抵抗に負けず保持できる

内旋（GS1）

グレード2以下の検査

被検者の初期姿勢
- 端座位
- 肘関節90°屈曲位，前腕回内外中間位で肩関節外旋中間域とする（図16-C-1）．

課題運動
- 初期姿勢から肩関節内旋中間域まで自動運動する（図16-C-2）．

検者
- 肘関節90°屈曲位，前腕回内外中間位を保持する．
- 前腕の重量のみ支持する．
- 運動を助けたり妨げたりしない．
- 代償運動を適宜修正する．
- グレード2：課題運動を行うように指示し，その遂行状態を確認する．
- グレード1と0：課題運動が行えない場合は図16-Dを参考にして筋の触知を行う．

肩関節

図16-C-1

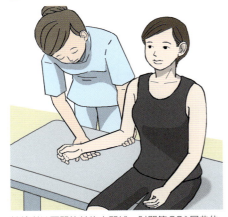

被検者は肩関節外旋中間域，肘関節90°屈曲位，前腕回内外中間位とする．
検者は前腕の重量のみ支持する．

図16-C-2

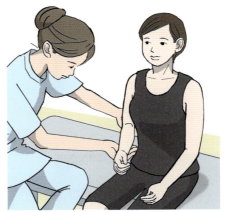

被検者は肩関節内旋中間域まで自動運動する．
検者は前腕の重量のみ支持する．

判定基準

2	1	0
肩関節内旋中間域まで自動運動ができる	筋収縮が確認できる	筋収縮が確認できない

主動筋触知法

図16-D-1 肩甲下筋

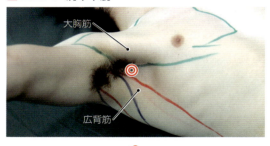
a

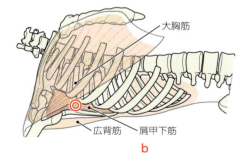
b

触知箇所 腋窩最深部の後内側方深部
- 大胸筋と広背筋との間から肩甲骨の前面に向けて指を深く押し込んで触知を行う.

図16-D-2 大胸筋

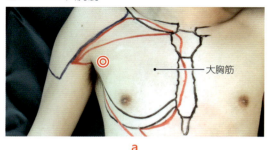
a

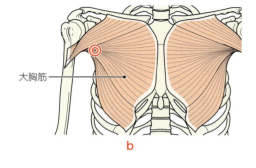
b

触知箇所 腋窩のすぐ前方の膨隆部

図16-D-3 広背筋

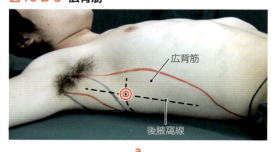
a

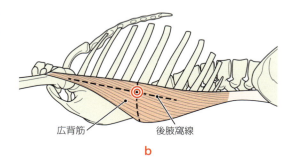
b

触知箇所 後腋窩線上の肩甲骨下角の高さ

図16-D-4 大円筋

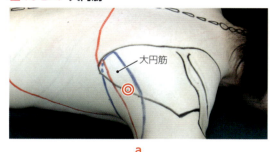
a

触知箇所 肩甲骨外側縁の下方1/3の部位

内旋（GS1）

徒手筋力計を用いた測定方法の推奨例

被検者の初期姿勢	● 背臥位 ● 肩関節90°屈曲位とする．
課題運動	● 肩関節を内旋する．
検者	● センサを被検者の前腕遠位掌側面に当て，肩関節外転を防ぐために肘部を包むように固定する（図16-E）．
レバーアーム長	● 肘頭からセンサ中心までの距離

図16-E　徒手筋力計を用いた肩関節内旋筋力の測定

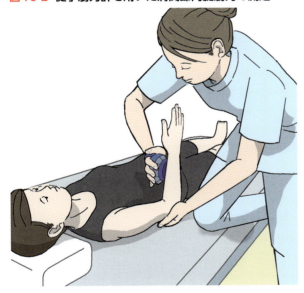

No.17

肩関節 水平外転（GS1）

主動筋一覧

筋	末梢神経	髄節	起始	停止
三角筋〔肩甲棘部（後部線維）〕(Deltoid)	腋窩神経	C5, 6	肩甲棘	上腕骨三角筋粗面

主動筋の解剖

図17-A　後面浅層

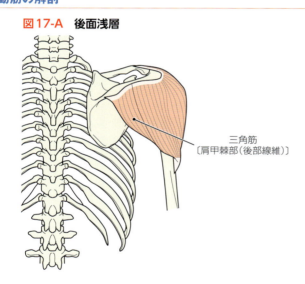

三角筋〔肩甲棘部（後部線維）〕

水平外転(GS1)

グレード3以上の検査

被検者の初期姿勢
- 検査側上の側臥位
- 肩関節90°水平内転位，肘関節伸展位とする（図17-B-1）．

課題運動
- 初期姿勢でとった構えから肩関節45°水平内転位まで水平外転し，その構えを保持する（図17-B-2）．

検者
- グレード3：肩甲帯を広く固定し代償運動を適宜修正しながら，課題運動が行えるか確認する．
- グレード4以上：肩甲帯前面を鎖骨遠位端から肩峰前面にかけて広く固定し，肩関節45°水平内転位で上腕遠位後面に水平内転方向へ抵抗をかける（図17-B-3）．

図17-B-1

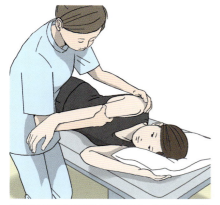

被検者は肩関節90°水平内転位，肘関節伸展位となり，検者が支える．

図17-B-2

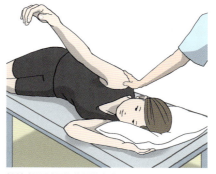

被検者は肘関節伸展位を保って肩関節45°水平内転位まで水平外転し，その構えを保持する．

図17-B-3

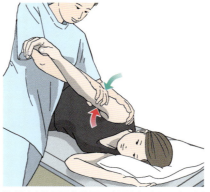

検者は上腕骨遠位後面に水平内転方向へ徒手抵抗をかける．

判定基準

3	4	5
肩関節45°水平内転位まで水平外転し，その構えを保持できる	中等度の抵抗に負けず保持できる	強い抵抗に負けず保持できる

肩関節

グレード2以下の検査

被検者の初期姿勢	● 端座位 ● 肩関節90°水平内転位，肘関節90°屈曲位とする（図17-C-1）．
課題運動	● 初期姿勢から肩関節水平外転中間域まで自動運動を行う（図17-C-2）．
検者	● 肘関節90°屈曲位，前腕回内外中間位で肘〜前腕を保持する． ● 上肢の重量のみ支持し，動きを助けたり妨げたりしない． ● 体幹回旋を防ぐため，肩甲帯を上から広く固定する． ● 代償運動を適宜修正する． ● グレード2：課題運動を行うように指示し，その遂行状態を確認する． ● グレード1と0：課題運動が行えない場合は図17-Dを参考にして筋の触知を行う．

図17-C-1

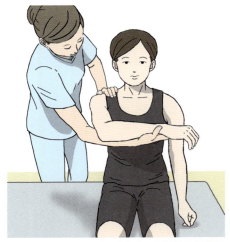

被検者は肩関節90°水平内転位，肘関節90°屈曲位，前腕回内外中間位とする．
検者は肩甲帯を固定するとともに上肢の重量のみを支える．

図17-C-2

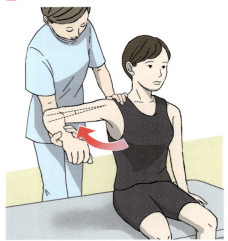

被検者は肩関節水平外転中間域まで自動運動を行う．
検者は肩甲帯を固定するとともに上肢の重量のみを支える．

判定基準

2	1	0
肩関節水平外転中間域まで自動運動ができる	筋収縮が確認できる	筋収縮が確認できない

水平外転（GS1）

主動筋触知法

図17-D 三角筋〔肩甲棘部（後部線維）〕

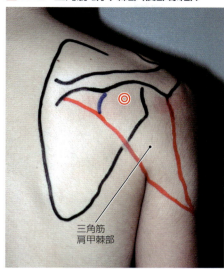
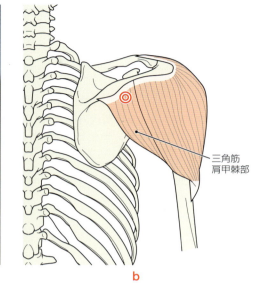

a　　　　　　　　　　　　　b

三角筋
肩甲棘部

三角筋
肩甲棘部

触知箇所　肩甲棘中央部のすぐ下方の部位

肩関節

83

徒手筋力計を用いた測定方法の推奨例

被検者の初期姿勢
- 検査側上の側臥位
- 肩関節90°外転位，肘関節90°屈曲位とする．

課題運動
- 肩関節を水平外転する．

検者
- 検者の1人は肩甲帯を前後方向からしっかり固定する．
- もう1人の検者はセンサを上腕遠位背側面に当て，対側の手で測定肢の前腕を保持する（図17-E）．

レバーアーム長
- 上腕骨長軸に平行な肩峰角からセンサ中心までの距離

図17-E 徒手筋力計を用いた肩関節水平外転筋力の測定

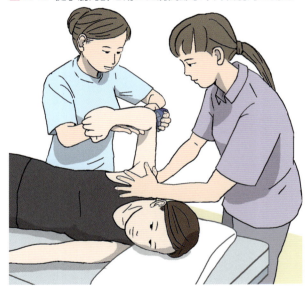

No.18

肩関節 水平内転（GS1）

主動筋一覧

筋	末梢神経	髄節	起始	停止
大胸筋 (Pectoralis major)	内側・外側 胸筋神経	C5〜T1	鎖骨，胸骨，第1〜6肋軟骨，腹直筋鞘	上腕骨大結節稜
三角筋〔鎖骨部（前部線維）〕 (Deltoid)	腋窩神経	C5, 6	鎖骨	上腕骨三角筋粗面

主動筋の解剖

図18-A-1 前面浅層　　**図18-A-2** 前面浅層

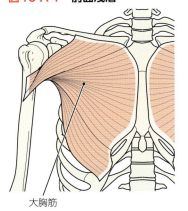
大胸筋

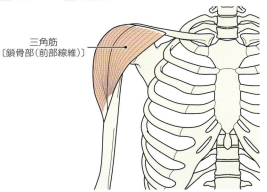
三角筋〔鎖骨部（前部線維）〕

グレード3以上の検査

被検者の初期姿勢	● 背臥位 ● 肩関節90°外転位，肘関節伸展位，前腕回内外中間位とする（図18-B-1）.
課題運動	● 初期姿勢でとった構えから肩関節45°水平内転位まで水平内転し，その構えを保持する．
検者	● グレード3：代償運動を適宜修正し，肩関節45°水平内転位を保持できるか確認する． ● グレード4以上：保持した構えで上腕遠位前面に水平内転方向へ抵抗をかける（図18-B-2）.

図18-B-1

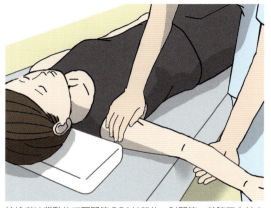

被検者は背臥位で肩関節90°外転位，肘関節・前腕回内外中間位とする．

図18-B-2

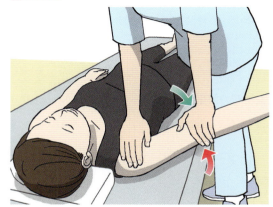

検者は上肢帯を固定し，肩関節水平内転45°の構えで上腕遠位前面に水平内転方向へ抵抗をかける．

判定基準

3	4	5
肩関節45°水平内転位まで水平内転し，その構えを保持できる	中等度の抵抗に負けず保持できる	強い抵抗に負けず保持できる

水平内転（GS1）

グレード2以下の検査

被検者の初期姿勢
- 端座位
- 肘関節90°屈曲位，前腕回内外中間位で肩関節水平外転中間域とする（図18-C-1）．

課題運動
- 初期姿勢から肩関節90°水平内転位まで自動運動を行う（図18-C-2）．

検者
- 肘関節90°屈曲位，前腕回内外中間位で肘～前腕を保持する．
- 上肢の重量のみ支持し，運動を助けたり妨げたりしない．
- 体幹回旋を防ぐため，肩甲帯を上から広く固定する．
- 代償運動を適宜修正する．
- グレード2：課題運動を行うように指示し，その遂行状態を確認する．
- グレード1と0：課題運動が行えない場合は図18-Dを参考にして筋の触知を行う．

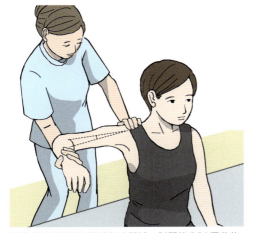

図18-C-1
被検者は肩関節水平外転中間域，肘関節90°屈曲位，前腕回内外中間位とする．
検者は上肢の重量のみ支える．

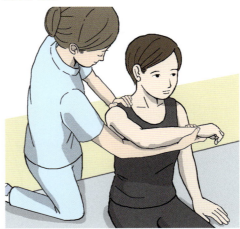

図18-C-2
被検者は肩関節水平内転90°まで自動運動を行う．
検者は上肢の重量のみ支える．

判定基準

2	1	0
肩関節90°水平内転位まで自動運動ができる	筋収縮が確認できる	筋収縮が確認できない

主動筋触知法

図18-D-1　大胸筋

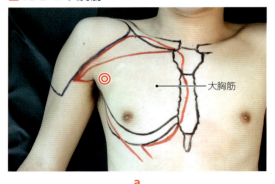
a

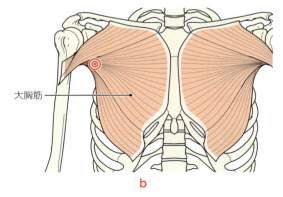
b

触知箇所　腋窩のすぐ前方の膨隆部

図18-D-2　三角筋〔鎖骨部（前部線維）〕

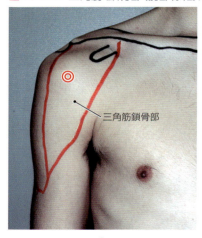
a

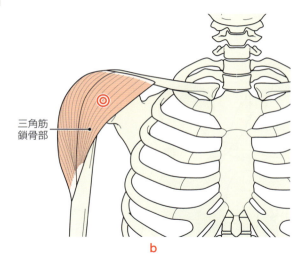
b

触知箇所　上腕骨頭の前面

水平内転（GSI）

徒手筋力計を用いた測定方法の推奨例

被検者の初期姿勢
- 検査側上の側臥位
- 肩関節90°外転位，肘関節90°屈曲位とする．

課題運動
- 肩関節を水平内転する．

検者
- 検者の1人は肩甲帯を前後方向からしっかり固定する．
- もう1人の検者はセンサを上腕遠位前面に当て，対側の手で測定肢の前腕を保持する（**図18-E**）．

レバーアーム長
- 上腕骨長軸に平行な肩峰角からセンサ中心までの距離

図18-E 徒手筋力計を用いた肩関節水平内転筋力の測定

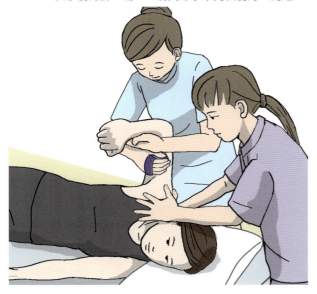

No.19

肘関節 屈曲（GS1）

主動筋一覧

筋	末梢神経	髄節	起始	停止
上腕二頭筋 (Biceps brachii)	筋皮神経	C5, 6	長頭：肩甲骨関節上結節 短頭：肩甲骨烏口突起	橈骨粗面，前腕筋膜，尺骨（上腕二頭筋腱膜を経て）
上腕二頭筋長頭 (Long head of the biceps brachii)	筋皮神経	C5, 6	肩甲骨関節上結節	橈骨粗面，前腕筋膜，尺骨（上腕二頭筋腱膜を経て）
上腕二頭筋短頭 (Short head of the biceps brachii)	筋皮神経	C5, 6	肩甲骨烏口突起	橈骨粗面，前腕筋膜，尺骨（上腕二頭筋腱膜を経て）
上腕筋 (Brachialis)	筋皮神経（ときに橈骨神経）	C5, 6	上腕骨前面	尺骨粗面
腕橈骨筋 (Brachioradialis)	橈骨神経	C(5), 6, 7, (8)	上腕骨外側縁，外側上腕筋間中隔	橈骨茎状突起

主動筋の解剖

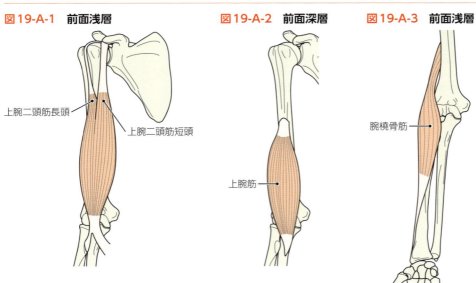

図19-A-1　前面浅層
図19-A-2　前面深層
図19-A-3　前面浅層

屈曲（GS1）

グレード3以上の検査

被検者の初期姿勢	● 端座位 ● 上肢自然下垂位で手部が支持面に接している構え（肘関節軽度屈曲位，前腕回内外中間位）とする（図19-B-1）．
課題運動	● 肘関節90°屈曲位とし，その構えを保持する（図19-B-2）．
検者	● 肘を後面から固定する． ● グレード3：代償運動を適宜修正しながら，課題運動が行えるか確認する． ● グレード4以上：肘関節90°屈曲位で前腕遠位橈側面に伸展方向へ抵抗をかける（図19-B-3）．

図19-B-1

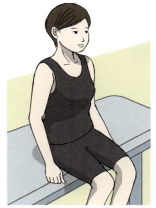

被検者は上肢自然下垂位で手部が支持面に接している構え（肘関節軽度屈曲位，前腕回内外中間位）とする．

図19-B-2

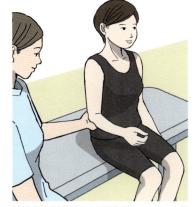

被検者は肘関節90°屈曲位とし，その構えを保持する．
検者は肘を支える．

図19-B-3

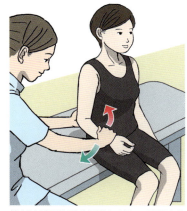

検者は肘関節屈曲運動に対して前腕遠位橈側面に伸展方向へ抵抗をかける．

判定基準

3	4	5
肘関節90°屈曲位まで自動運動し，その構えを保持できる	中等度の抵抗に負けず保持できる	強い抵抗に負けず保持できる

グレード2以下の検査

被検者の初期姿勢	● 検査側上の側臥位 ● 体幹をまっすぐにして肘関節軽度屈曲位とする（**図19-C-1**）.
課題運動	● 初期姿勢から肘関節90°屈曲位まで自動運動する（**図19-C-2**）.
検者	● 肘と前腕の重量のみ支える. ● 運動を助けたり妨げたりしない. ● 代償運動（手関節屈伸筋など）を適宜修正する. ● グレード2：課題運動を行うように指示し，その遂行状態を確認する. ● グレード1と0：課題運動が行えない場合は**図19-D**を参考にして筋の触知を行う.

図 19-C-1

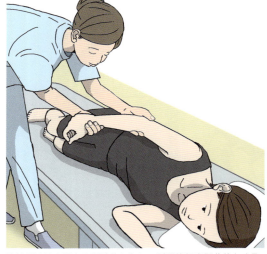

被検者は検査側上の側臥位となり，肘関節軽度屈曲位とする．
検者は上肢の重量のみ支える．

図 19-C-2

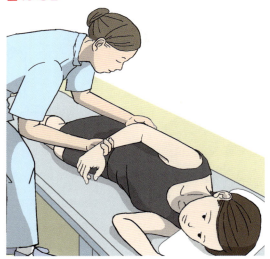

被検者は肘関節を90°屈曲する．
検者は上肢の重量のみ支える．

判定基準

2	1	0
肘関節90°屈曲位まで自動運動ができる	筋収縮が確認できる	筋収縮が確認できない

屈曲（GS1）

主動筋觸知法

図 19-D-1　上腕二頭筋

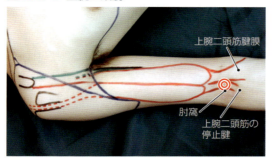
a

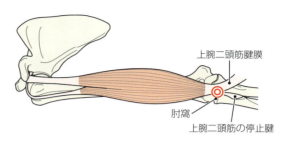
b

触知箇所　肘窩中央部のすぐ内側方の部位
・肘関節軽度屈曲位，前腕回外位を保持する．

図 19-D-2　上腕二頭筋長頭

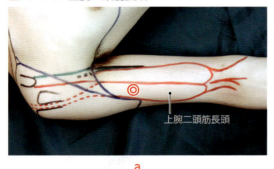
a

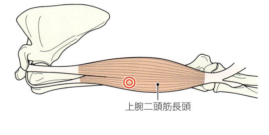
b

触知箇所　上腕部前面中央部から1横指外側方の部位
・肘関節軽度屈曲位，前腕回外位を保持する．

図 19-D-3　上腕二頭筋短頭

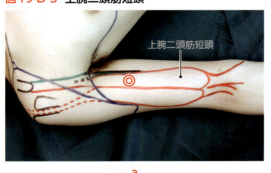
a

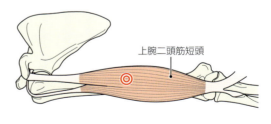
b

触知箇所　上腕部前面中央部から1横指内側方の部位
・肘関節軽度屈曲位，前腕回外位を保持する．

肘関節

93

図19-D-4 上腕筋

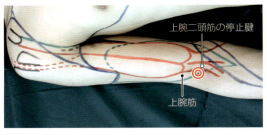
a

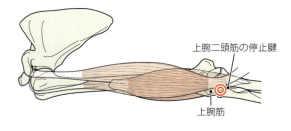
b

触知箇所 肘窩中央部の深部

- 上腕二頭筋の停止腱のすぐ外側方の部位に指を深く押し込んで触知を行う．
- 肘関節軽度屈曲位，前腕回内位を保持する．

図19-D-5 腕橈骨筋

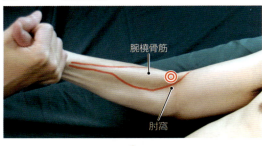
a

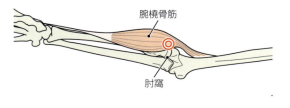
b

触知箇所 肘窩中央部から1横指外側方の部位

- 肘関節軽度屈曲位，前腕回内外中間位を保持する．

屈曲（GS1）

徒手筋力計を用いた測定方法の推奨例

被検者の初期姿勢
- 背臥位
- わずかに肩関節外転位，肘関節90°屈曲位，前腕回内外中間位とする．
- 必要に応じて前腕回内位，回外位で実施する場合は前腕回内外中間位と明確に区別する．

課題運動
- 肘関節を屈曲する．

検者
- センサを被検者の前腕遠位橈側面に当て，上腕遠位端後面を包むように固定する（図19-E）．

レバーアーム長
- 上腕骨外側上顆からセンサ中心までの距離

肘関節

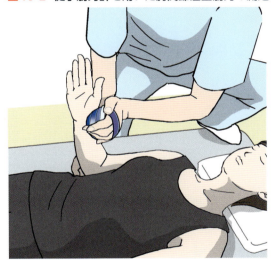

図19-E　徒手筋力計を用いた肘関節屈曲筋力の測定

No.20

肘関節 伸展（GS1）

主動筋一覧

筋	末梢神経	髄節	起始	停止
上腕三頭筋 (Triceps brachii)	橈骨神経	C6〜8	長頭：肩甲骨関節下結節 外側頭：上腕骨後面 内側頭：上腕骨後面（橈骨神経溝より下方）	肘頭

主動筋の解剖

図20-A　後面浅層

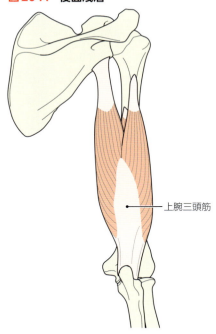

上腕三頭筋

伸展（GS1）

グレード3以上の検査

被検者の初期姿勢
- 背臥位
- 肩関節90°屈曲・内旋位，肘関節90°屈曲位，前腕回内外中間位とする（図20-B-1）．

課題運動
- その構えから肘関節0°伸展位まで自動運動する（図20-B-2）．

検者
- 肘を固定する．
- グレード3：代償運動を適宜修正しながら，課題運動が行えるか確認する．
- グレード4以上：肘関節0°伸展位で前腕遠位尺側面に屈曲方向へ抵抗をかける（図20-B-3）．

図20-B-1
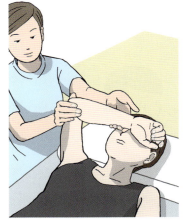
被検者は肩関節90°屈曲・内旋位，肘関節90°屈曲位，前腕回内外中間位とする．
検者は被検者の構えを保持する．

図20-B-2
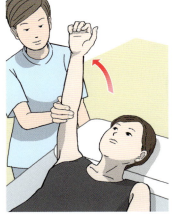
被検者は肘関節0°伸展位まで自動運動する．

図20-B-3
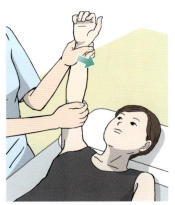
検者は前腕遠位尺側面に屈曲方向へ抵抗をかける．

判定基準

3	4	5
肘関節0°伸展位まで自動運動し，その構えを保持できる	中等度の抵抗に負けず保持できる	強い抵抗に負けず保持できる

グレード2以下の検査

被検者の初期姿勢	● 端座位 ● 肩関節90°屈曲・内旋位，肘関節90°屈曲位，前腕回内外中間位とする（図20-C-1）．
課題運動	● 初期姿勢から水平面上で肘関節0°伸展位まで自動運動する（図20-C-2）．
検者	● 最初に肘と前腕遠位部～手部を支持して，検査開始の構えをつくる． ● 上肢の重量のみ支持する． ● 肘関節の伸展運動を助けたり妨げたりしない． ● 代償運動（肩関節外旋，肩関節屈曲角の減少など）を適宜修正する． ● グレード2：課題運動を行うように指示し，その遂行状態を確認する． ● グレード1と0：課題運動が行えない場合は図20-Dを参考にして筋の触知を行う．

図20-C-1

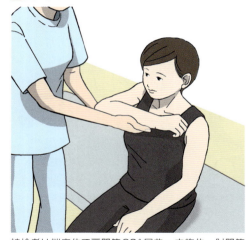

被検者は端座位で肩関節90°屈曲・内旋位，肘関節90°屈曲位，前腕回内外中間位とする．検者は上肢重量のみ支え，運動を妨げない．

図20-C-2

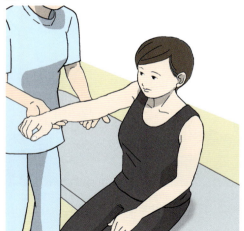

被検者は肘関節0°伸展位まで自動運動する．検者は上肢重量のみ支え，運動を妨げない．

判定基準

2	1	0
肘関節0°伸展位まで自動運動ができる	筋収縮が確認できる	筋収縮が確認できない

伸展（GS1）

主動筋觸知法

図20-D　上腕三頭筋

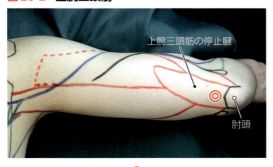
a

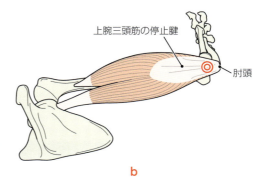
b

触知箇所　肘頭のすぐ近位方の部位

徒手筋力計を用いた測定方法の推奨例

被検者の初期姿勢	● 背臥位 ● わずかに肩関節外転位，肘関節90°屈曲位とする．
課題運動	● 肘関節を伸展する．
検者	● センサを被検者の前腕遠位尺側面に当て，上腕遠位後面を包むように固定する（図20-E）．
レバーアーム長	● 上腕骨外側上顆からセンサ中心までの距離

図20-E　徒手筋力計を用いた肘関節伸展筋力の測定

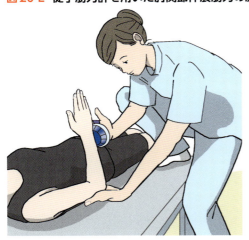

肘関節

No.21

前腕 回外 (GS2)

主動筋一覧

筋	末梢神経	髄節	起始	停止
回外筋 (Supinator)	橈骨神経 (深枝)	C(5), 6, 7, (8)	上腕骨外側上顆，肘関節の外側側副靱帯	橈骨前面の近位部
上腕二頭筋 (Biceps brachii)	筋皮神経	C5, 6	長頭：肩甲骨関節上結節 短頭：肩甲骨烏口突起	橈骨粗面，前腕筋膜，尺骨 (上腕二頭筋腱膜を経て)
上腕二頭筋長頭 (Long head of the biceps brachii)	筋皮神経	C5, 6	肩甲骨関節上結節	橈骨粗面，前腕筋膜，尺骨 (上腕二頭筋腱膜を経て)
上腕二頭筋短頭 (Short head of the biceps brachii)	筋皮神経	C5, 6	肩甲骨烏口突起	橈骨粗面，前腕筋膜，尺骨 (上腕二頭筋腱膜を経て)

主動筋の解剖

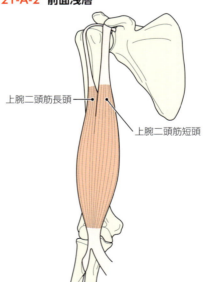

図21-A-1 後面深層

図21-A-2 前面浅層

回外（GS2）

グレード3以上の検査

被検者の初期姿勢	● 端座位もしくは背臥位 ※ 図21-Bは端座位 ● 上腕は体側に沿わせ，肘関節90°屈曲位，前腕回内外中間位とする（図21-B-1）．
課題運動	● 前腕を最大回外位とし，その構えを保持する（図21-B-2）．
検者	● 肘を支える． ● 被検者が回外した前腕を回内外中間位に戻すように手掌面全体で操作する． ● グレーディングは抵抗の量で判断する．

図21-B-1

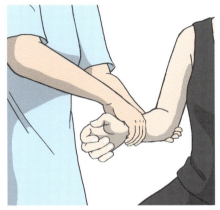

被検者は肘関節90°屈曲位，前腕回内外中間位とし，検者は肘と前腕遠位部を広く支える．

図21-B-2

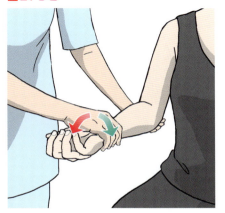

被検者は前腕を最大回外位とし，その構えを保持する．

判定基準

3	4	5
弱い抵抗に負けず前腕を回外し，その構えを保持できる	中等度の抵抗に負けず前腕を回外し，その構えを保持できる	強い抵抗に負けず前腕を回外し，その構えを保持できる

グレード2以下の検査

被検者の初期姿勢	● グレード3以上に準ずる． ● グレード3以上に準ずる（図21-B-1）．

課題運動	● グレード3以上に準ずる．

検者	● 肘を支える．前腕回外の自動運動を妨げない（図21-C）． ● グレード2：課題運動を行うように指示し，その遂行状態を確認する． ● グレード1と0：課題運動が行えない場合は図21-Dを参考にして筋の触知を行う．

図21-C

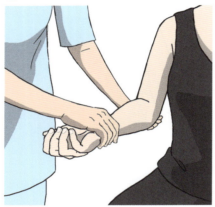

検者は前腕回外の自動運動を妨げない．

判定基準

2	1	0
前腕回内外中間位からの回外が明らかに出現する	筋収縮が確認できる	筋収縮が確認できない

回外（GS2）

主動筋触知法

図21-D-1 回外筋

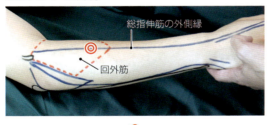
a

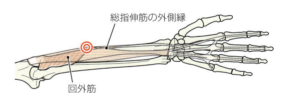
b

触知箇所 橈骨後縁近位1/3の部位
- 肘関節軽度屈曲位，前腕回内位を保持する．
- 短橈側手根伸筋と総指伸筋との間に指を押し込んで触知を行う．
- わずかな収縮の触知を行うのは困難な場合が多い．

図21-D-2 上腕二頭筋

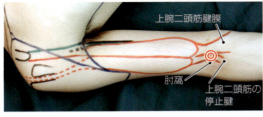
a

b

触知箇所 肘窩中央部のすぐ内側方の部位
- 肘関節軽度屈曲位，前腕回外位を保持する．

図21-D-3 上腕二頭筋長頭

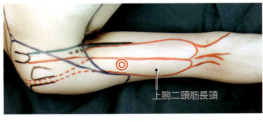
a

b

触知箇所 上腕部前面中央部から1横指外側方の部位
- 肘関節軽度屈曲位，前腕回外位を保持する．

図21-D-4 上腕二頭筋短頭

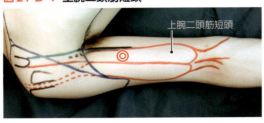
a

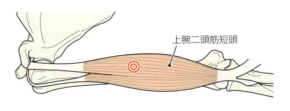
b

触知箇所 上腕部前面中央部から1横指内側方の部位
- 肘関節軽度屈曲位，前腕回外位を保持する．

No.22

前腕 回内（GS2）

主動筋一覧

筋	末梢神経	髄節	起始	停止
円回内筋 (Pronator teres)	正中神経 （ときに筋皮神経）	C6, 7	上腕頭：上腕骨内側上顆 尺骨頭：尺骨鈎状突起	橈骨外側面
方形回内筋 (Pronator quadratus)	正中神経 （前［前腕］骨間神経）	C6〜T1	尺骨前面の遠位部	橈骨前面の遠位部

主動筋の解剖

図22-A 前面深層

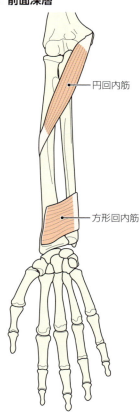

円回内筋

方形回内筋

回内（GS2）

グレード3以上の検査

被検者の初期姿勢
- 座位もしくは背臥位
- ※図22-Bは端座位
- 上腕は体側に沿わせ，肘関節90°屈曲位，前腕回内外中間位とする（図22-B-1）.

課題運動
- 前腕を最大回内位とし，その構えを保持する（図22-B-2）.

検者
- 肘を支える．
- 被検者が回内した前腕を回内外中間位に戻すように手掌面全体で操作する．
- グレーディングは抵抗の量で判断する．

図22-B-1

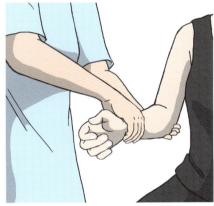

被検者は肘関節90°屈曲位，前腕回内外中間位とし，検者は肘と前腕遠位部を広く支える．

図22-B-2

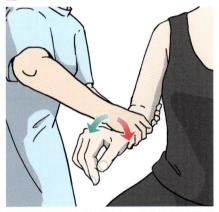

被検者は前腕最大回内位とし，その構えを保持する．

判定基準

3	4	5
弱い抵抗に負けず前腕を回内し，その構えを保持できる	中等度の抵抗に負けず前腕を回内し，その構えを保持できる	強い抵抗に負けず前腕を回内し，その構えを保持できる

グレード2以下の検査

被検者の初期姿勢	● グレード3以上に準ずる． ● グレード3以上に準ずる（図22-B-1）．
課題運動	● グレード3以上に準ずる．
検者	● 肘を支える．前腕回内の自動運動を妨げない（図22-C）． ● グレード2：課題運動を行うように指示し，その遂行状態を確認する． ● グレード1と0：課題運動が行えない場合は図22-Dを参考にして筋の触知を行う．

図22-C

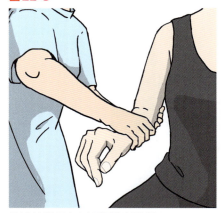

検者は前腕回内の自動運動を妨げない．

判定基準

2	1	0
前腕回内外中間位からの回内が明らかに出現する	筋収縮が確認できる	筋収縮が確認できない

回内（GS2）

主動筋触知法

図22-D-1　円回内筋

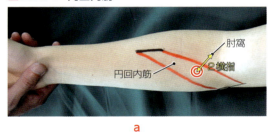

a

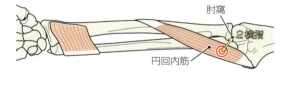

b

|触知箇所| 肘窩中央部から2横指内側遠位方の部位
・肘関節軽度屈曲位，前腕回内外中間位を保持する．

図22-D-2　方形回内筋

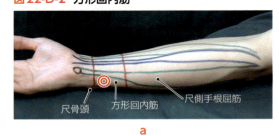

a

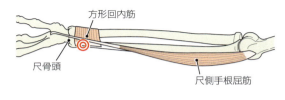

b

|触知箇所| 尺骨前面で尺骨頭のすぐ近位方の部位
・尺側手根屈筋の深層に指を押し込んで触知を行う．

前腕

No.23

手関節 掌屈（GS1）

主動筋一覧

筋	末梢神経	髄節	起始	停止
橈側手根屈筋 (Flexor carpi radialis)	正中神経	C6, 7	上腕骨内側上顆	第2・3中手骨底の掌側面
尺側手根屈筋 (Flexor carpi ulnaris)	尺骨神経	C(7), 8, T1	上腕頭：上腕骨内側上顆 尺骨頭：肘頭，尺骨後側面	豆状骨，有鈎骨鈎，第5中手骨底
長掌筋 (Palmaris longus)	正中神経	C7〜T1	上腕骨内側上顆	[手の]屈筋支帯，手掌腱膜

主動筋の解剖

図23-A 前腕部前面

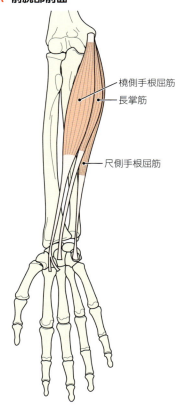

橈側手根屈筋
長掌筋
尺側手根屈筋

掌屈（GS1）

グレード3以上の検査

被検者の初期姿勢
- 座位もしくは背臥位とし，前腕より遠位は支持面の上とする．
- 手関節軽度背屈位〜掌背屈中間位，前腕回外位とする（図23-B-1）．
- 肘関節屈曲中間域を保持する．
- 手関節と手指は力を抜かせる．

課題運動
- 手関節最大掌屈位とし，その構えを保持する（図23-B-2）．

検者
- グレード3：前腕遠位背側面を支える．
- グレード4以上：前腕遠位背側面を支え，手掌部に背屈方向へ抵抗をかける（図23-B-3）．

図23-B-1

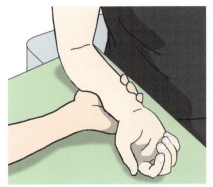

被検者は前腕を回外位とし，検者は手指の力を抜かせる．

図23-B-2

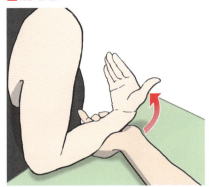

被検者は手関節最大掌屈位とし，その構えを保持する．

図23-B-3

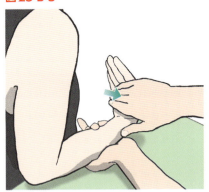

検者は前腕遠位部を支え，手掌部に背屈方向へ抵抗をかける．

判定基準

3	4	5
手関節最大掌屈位まで自動運動し，その構えを保持できる	中等度の抵抗に負けず保持できる	強い抵抗に負けず保持できる

グレード2以下の検査

被検者の初期姿勢	● グレード3以上に準ずる. ● 前腕回内外中間位とする（図23-C-1）. ● 肘関節屈曲中間域を保持する.
課題運動	● グレード3以上に準ずる（図23-C-2）.
検者	● 前腕遠位部尺側面を支える. ● グレード2：課題運動を行うように指示し，その遂行状態を確認する. ● グレード1と0：課題運動が行えない場合は図23-Dを参考にして筋の触知を行う.

図23-C-1

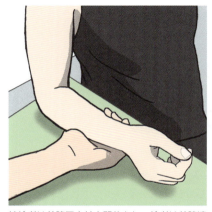

被検者は前腕回内外中間位とし，検者は前腕遠位部尺側面を支える.
手関節が尺屈しないように支えてもよい.

図23-C-2

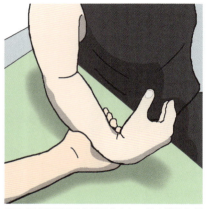

被検者は手関節最大掌屈位とし，その構えを保持する.

判定基準

2	1	0
手関節最大掌屈位まで自動運動ができる	筋収縮が確認できる	筋収縮が確認できない

掌屈（GS1）

主動筋触知法

図23-D-1 橈側手根屈筋

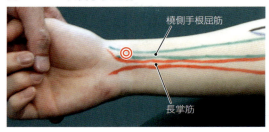
a

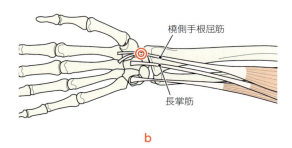
b

触知箇所 手根部前面外側1/3の部位
- 長掌筋の1横指外側方に位置する．
- 手関節軽度屈曲位を保持する．

図23-D-2 尺側手根屈筋

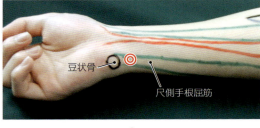
a

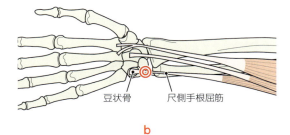
b

触知箇所 豆状骨のすぐ近位方の部位
- 手根部前面内側端に位置する．
- 手関節軽度屈曲位を保持する．

図23-D-3 長掌筋

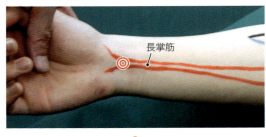
a

b

触知箇所 手根部前面中央部
- 手根部前面の中央部よりやや外側方に位置することがある．
- 手関節軽度屈曲位を保持する．

手関節

111

徒手筋力計を用いた測定方法の推奨例

被検者の初期姿勢	● 背臥位 ● わずかに肩関節外転位，肘関節屈曲90°，前腕回内外中間位とする． ● 手指の力を抜かせる．
課題運動	● 手関節を掌屈する．
検者	● センサを被検者の中手指節関節近位の手掌面に当て，前腕遠位を固定する（図23-E）．
レバーアーム長	● 両側の茎状突起を結んだ線からセンサ中心までの距離

図23-E 徒手筋力計を用いた手関節掌屈筋力の測定

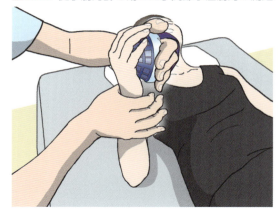

No.24

手関節 背屈（GS1）

主動筋一覧

筋	末梢神経	髄節	起始	停止
長橈側手根伸筋 （Extensor carpi radialis longus）	橈骨神経	C(5), 6, 7, (8)	上腕骨外側上顆	第2中手骨底の背側面
短橈側手根伸筋 （Extensor carpi radialis brevis）	橈骨神経 （あるいはその深枝）	C(5), 6, 7, (8)	上腕骨外側上顆	第2・3中手骨底の背側面
尺側手根伸筋 （Extensor carpi ulnaris）	橈骨神経 （深枝）	C6, 7	上腕頭：上腕骨外側上顆 尺骨頭：尺骨後側面	第5中手骨底の背側面

主動筋の解剖

図24-A 前腕部後面

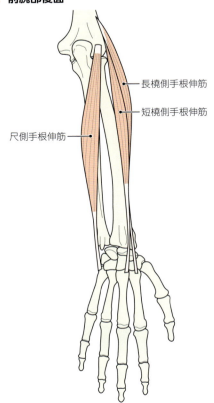

グレード3以上の検査

被検者の初期姿勢
- 座位もしくは背臥位とし，前腕より遠位は支持面の上とする．
- 手関節軽度掌屈位〜掌背屈中間位，前腕回内位とする（図24-B-1）．
- 手関節と手指は力を抜かせる．
- 肘関節屈曲中間域を保持する．

課題運動
- 手関節最大背屈位とし，その構えを保持する（図24-B-2）．

検者
- グレード3：前腕遠位掌側面を支える．
- グレード4以上：前腕遠位掌側面を支え，手背部に掌屈方向へ抵抗をかける（図24-B-3）．

図24-B-1

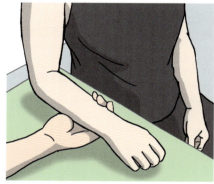

被検者は前腕回内位とし，検者は手指の力を抜かせる．

図24-B-2

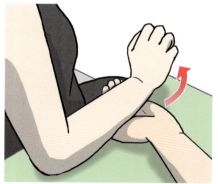

被検者は手関節最大背屈位とし，その構えを保持する．

図24-B-3

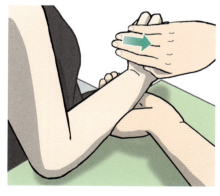

検者は前腕遠位部を支え，手背部に掌屈方向へ抵抗をかける．

判定基準

3	4	5
手関節最大背屈位まで自動運動し，その構えを保持できる	中等度の抵抗に負けず保持できる	強い抵抗に負けず保持できる

背屈（GS1）

グレード2以下の検査

被検者の初期姿勢
- グレード3以上に準ずる．
- 前腕回内外中間位とする（図24-C-1）．
- 肘関節屈曲中間域を保持する．

課題運動
- グレード3以上に準ずる（図24-C-2）．

検者
- 前腕遠位尺側面を支える．
- グレード2：課題運動を行うように指示し，その遂行状態を確認する．
- グレード1と0：課題運動が行えない場合は図24-Dを参考にして筋の触知を行う．

図24-C-1

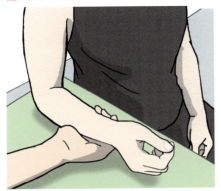

被検者は前腕回内外中間位とし，検者は前腕遠位尺側面を支える．
手関節が尺屈しないように支えてもよい．

図24-C-2

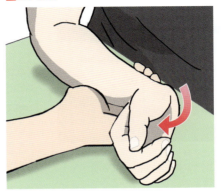

被検者は手関節最大背屈位とし，その構えを保持する．

判定基準

2	1	0
手関節最大背屈位まで自動運動ができる	筋収縮が確認できる	筋収縮が確認できない

主動筋触知法

図24-D-1 長橈側手根伸筋

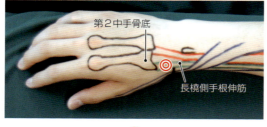

a

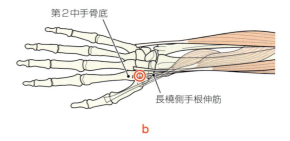

b

触知箇所 第2中手骨底後面のすぐ外側近位方の部位
・手関節軽度伸展位を保持する.

図24-D-2 短橈側手根伸筋

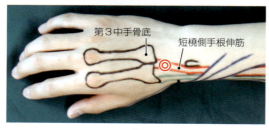

a

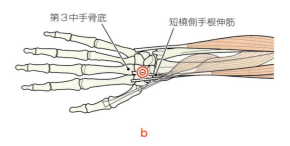

b

触知箇所 第3中手骨底後面のすぐ外側近位方の部位
・手関節軽度伸展位を保持する.

図24-D-3 尺側手根伸筋

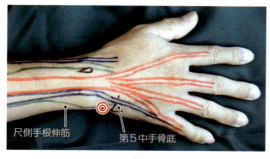

a

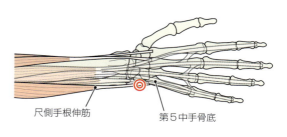

b

触知箇所 第5中手骨底後面のすぐ内側近位方の部位
・手関節軽度伸展位を保持する.

背屈（GS1）

徒手筋力計を用いた測定方法の推奨例

被検者の初期姿勢
- 背臥位
- わずかに肩関節外転位，肘関節屈曲90°，前腕回内外中間位とする．
- 手指の力を抜かせる．

課題運動
- 手関節を背屈する．

検者
- センサを被検者の中手指節関節近位の手背面に当て，前腕遠位を固定する（図24-E）．

レバーアーム長
- 両側の茎状突起を結んだ線からセンサ中心までの距離

図24-E　徒手筋力計を用いた手関節背屈筋力の測定

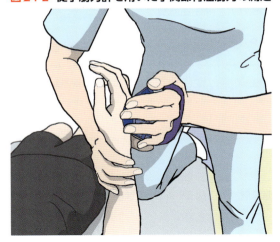

手関節

手指 屈曲 (GS2)

主動筋一覧

筋	末梢神経	髄節	起始	停止
浅指屈筋 (Flexor digitorum superficialis)	正中神経	C7〜T1	上腕尺骨頭：上腕骨内側上顆，尺骨鉤状突起．橈骨頭：橈骨前側面	第2〜5指中節骨底の掌側面
深指屈筋 (Flexor digitorum profundus)	正中神経（前［前腕］骨間神経） 尺骨神経	C7〜T1	尺骨軸，尺骨鉤状突起，前腕骨間膜	第2〜5指末節骨底の掌側面
［手の］虫様筋（4筋） (Lumbricals)	正中神経，尺骨神経	C8, T1	深指屈筋腱	第2〜5指の指背腱膜
［手の］長母指屈筋 (Flexor pollicis longus)	正中神経	C6, 7, (8)	橈骨前面，前腕骨間膜	母指末節骨底
［手の］短母指屈筋 (Flexor pollicis brevis)	正中神経（浅頭） 尺骨神経（深頭）	C6, 7	大菱形骨結節，［手の］屈筋支帯	母指基節骨底
［手の］短小指屈筋 (Flexor digiti minimi brevis)	尺骨神経	C(7), 8, (T1)	有鈎骨鈎，［手の］屈筋支帯	小指基節骨底の尺骨側

主動筋の解剖

図25-A-1 前腕部前面浅層

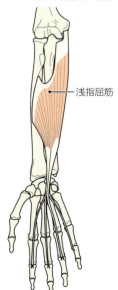

図25-A-2 前腕部前面深層

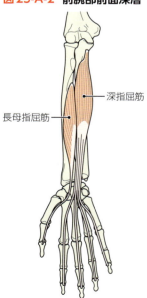

図25-A-3 手掌部

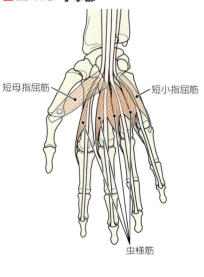

屈曲（GS2）

グレード3以上の検査

被検者の初期姿勢
- 座位もしくは背臥位とし，前腕より遠位は支持面の上とする．
- 手関節と手指は力を抜かせる．
- 前腕回内外中間位，手関節軽度背屈位とする（図25-B-1）．
- 肘関節軽度屈曲位にしておくとよい．

課題運動
- 中手指節関節と指節間関節すべてを同時に最大屈曲し，検者の手指を握る（図25-B-2）．

検者
- 前腕を支える．
- 被検者に握らせた検者の手指で伸展方向へ抵抗をかける（図25-B-3）．
- 必要に応じて1指1関節ずつ検査する．

図25-B-1

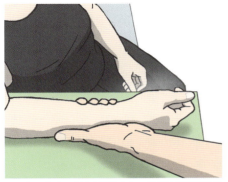

被検者は前腕回内外中間位とし，検者は前腕遠位部尺側面を支える．

図25-B-2

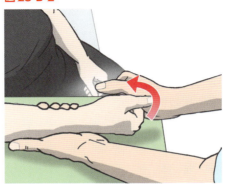

被検者は中手指節関節と指節間関節を同時に最大屈曲し，検者の手指を握る．

図25-B-3

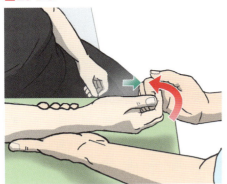

検者の手指で伸展方向へ抵抗をかける．
必要に応じて1指1関節ずつ検査する．

※図25-Bは示指～小指の検査であるが，母指の検査も同様に実施する．

判定基準

3	4	5
弱い抵抗に負けず手指最大屈曲位を保持できる	中等度の抵抗に負けず手指最大屈曲位を保持できる	強い抵抗に負けず手指最大屈曲位を保持できる

グレード2以下の検査

被検者の初期姿勢	● グレード3以上に準ずる． ● グレード3以上に準ずる（図25-C）．
課題運動	● グレード3以上に準ずる．
検者	● 前腕を支える． ● グレード2：手指屈曲運動が出現するか確認する（図25-C）． ● グレード1と0：手指屈曲運動が出現しない場合，図25-D を参考にして筋の触知を行う．

図25-C

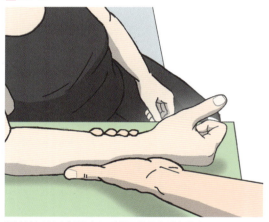

抵抗がなければ明らかに手指屈曲運動が出現する．

判定基準

2	1	0
力を抜かせた初期姿勢の構えから，明らかに手指屈曲運動が出現する 運動の大きさは問わない	筋収縮が確認できる	筋収縮が確認できない

屈曲（GS2）

主動筋触知法

図25-D-1　浅指屈筋

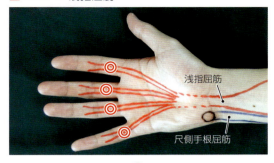
a

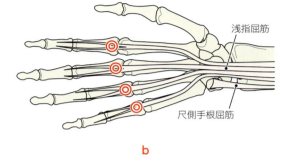
b

触知箇所　第2〜5指の基節骨の前面

- 深指屈筋との鑑別が困難な場合がある．
- 手根部前面内側1/3の部位（長掌筋と尺側手根屈筋との間）で触知を行うこともできる．

図25-D-2　深指屈筋

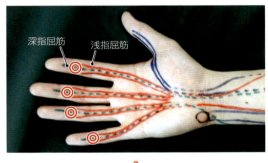
a

b

触知箇所　第2〜5指の中節骨の前面

図25-D-3　[手の]虫様筋（4筋）

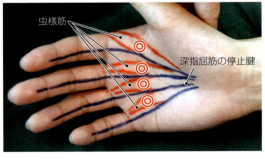
a

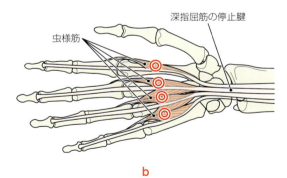
b

触知箇所　第1虫様筋：第2中手骨体の遠位部の前外側面
　　　　　第2〜4虫様筋：第2と第3・第3と第4・第4と第5中手骨体の間の遠位部の前面

- 第2〜4虫様筋のわずかな収縮の触知を行うのは困難な場合が多い．

手指

121

図25-D-4　[手の]長母指屈筋

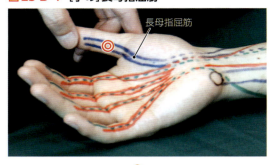

a

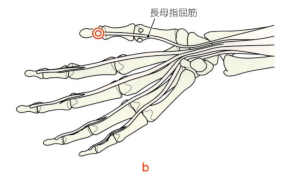

b

触知箇所　母指の基節骨の前面

図25-D-5　[手の]短母指屈筋

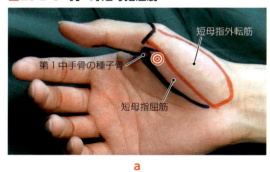

a

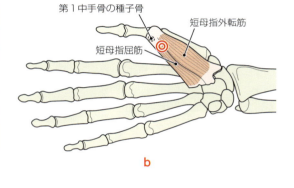

b

触知箇所　第1中手骨の種子骨のうちの外側方に位置する種子骨のすぐ内側近位方の部位

No.26 手指 伸展（GS2）

主動筋一覧

筋	末梢神経	髄節	起始	停止
[総]指伸筋 (Extensor digitorum)	橈骨神経（深枝）	C(5), 6〜8	上腕骨外側上顆	第2〜5指の指背腱膜を通して末節骨底
示指伸筋 (Extensor indicis)	橈骨神経（後[前腕]骨間神経）	C6〜8	尺骨，前腕骨間膜後面	第2指の指背腱膜
小指伸筋 (Extensor digiti minimi)	橈骨神経（深枝）	C(6), 7, 8	上腕骨外側上顆	第5指の指背腱膜
[手の]虫様筋（4筋） (Lumbricals)	正中神経，尺骨神経	C8, T1	深指屈筋腱	第2〜5指の指背腱膜
[手の]長母指伸筋 (Extensor pollicis longus)	橈骨神経（後[前腕]骨間神経）	C6, 7, (8)	尺骨，前腕骨間膜後面	母指末節骨底の背側面
[手の]短母指伸筋 (Extensor pollicis brevis)	橈骨神経（後[前腕]骨間神経）	C6, 7, (8)	橈骨後面，前腕骨間膜後面	母指基節骨底の背側面

主動筋の解剖

図26-A-1 前腕部後面浅層

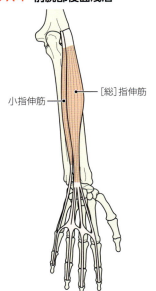

図26-A-2 前腕部後面深層

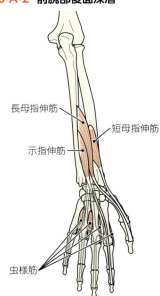

グレード3以上の検査

被検者の初期姿勢
- 座位もしくは背臥位とし，前腕より遠位は支持面の上とする．
- 手関節と手指は力を抜かせる．
- 前腕回内外中間位とする（図26-B-1）．
- 肘関節軽度屈曲位にしておくとよい．

課題運動
- 中手指節関節と指節間関節すべてを同時に最大伸展し，その構えを保持する．

検者
- 前腕を支える．
- 伸展位の手指に屈曲方向へ抵抗をかける．必要であれば1指1関節ずつ検査する（図26-B-2，26-B-3）．

図26-B-1

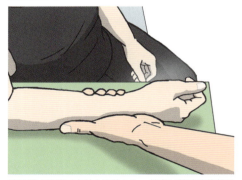

被検者は前腕回内外中間位とし，検者は前腕遠位部尺側面を支える．

図26-B-2

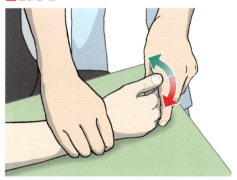

被検者は伸展した手指に屈曲方向へ抵抗をかける．
必要に応じて1指1関節ずつ検査する．
※中手指節関節の検査場面

図26-B-3

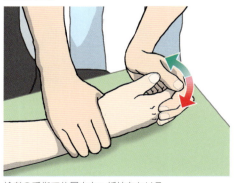

検者の手指で伸展方向へ抵抗をかける．
必要に応じて1指1関節ずつ検査する．
※指節間関節の検査場面

※図26-Bは示指〜小指の検査であるが，母指の検査も同様に実施する．

判定基準

3	4	5
弱い抵抗に負けず手指最大伸展位を保持できる	中等度の抵抗に負けず手指最大伸展位を保持できる	強い抵抗に負けず手指最大伸展位を保持できる

伸展（GS2）

グレード2以下の検査

被検者の初期姿勢
- グレード3以上に準ずる．
- グレード3以上に準ずる（図26-B-1）．

課題運動
- グレード3以上に準ずる．

検者
- 前腕を支える．
- グレード2：手指伸展運動が出現するか確認する（図26-C）．
- グレード1と0：手指伸展運動が出現しない場合，図26-D を参考にして筋の触知を行う．

図26-C

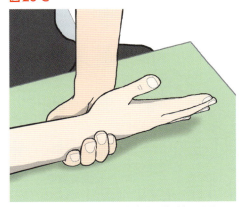

抵抗がなければ明らかに手指伸展運動が出現する．

判定基準

2	1	0
力を抜かせた初期姿勢の構えから，明らかに手指伸展運動が出現する 運動の大きさは問わない	筋収縮が確認できる	筋収縮が確認できない

主動筋触知法

図26-D-1　[総]指伸筋

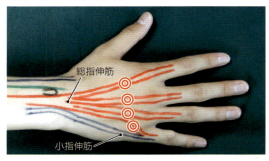
a

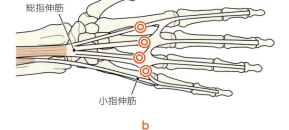
b

触知箇所　第2〜4中手骨の後面および第4中手骨と第5中手骨との間の後面

- 第5指へ向かう総指伸筋の停止腱は第4指へ向かう総指伸筋の停止腱のすぐ内側方に位置する．

図26-D-2　示指伸筋

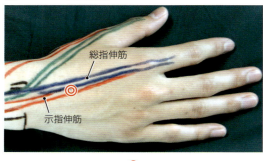
a

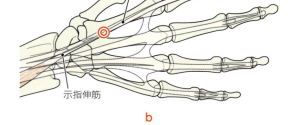
b

触知箇所　第2中手骨の後面で第2指へ向かう総指伸筋の停止腱のすぐ内側方の部位

図26-D-3　小指伸筋

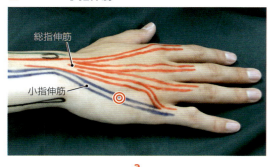
a

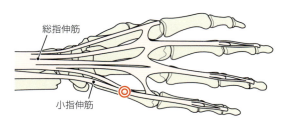
b

触知箇所　第5中手骨の後面

伸展（GS2）

図 26-D-4　[手の]虫様筋（4筋）

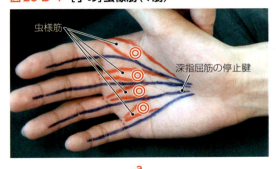

a

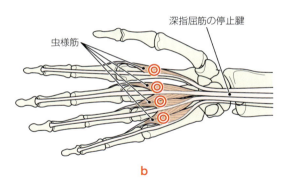

b

|触知箇所| 第1虫様筋：第2中手骨体の遠位部の前外側面
第2〜4虫様筋：第2と第3・第3と第4・第4と第5中手骨体の間の遠位部の前面

- 第2〜4虫様筋のわずかな収縮の触知を行うのは困難な場合が多い．

図 26-D-5　[手の]長母指伸筋

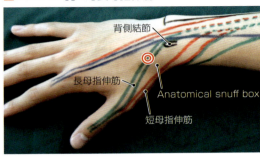

a

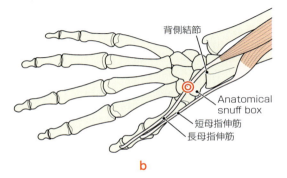

b

|触知箇所| Anatomical snuff boxのすぐ内側遠位方の膨隆部

図 26-D-6　[手の]短母指伸筋

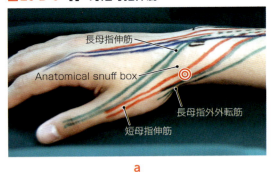

a

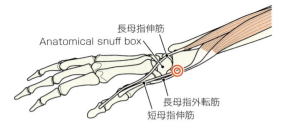

b

|触知箇所| Anatomical snuff boxのすぐ外側近位方の膨隆部の後縁
- 後方から前方に圧迫しながら触知を行う．

手指

No.27

手指 外転（GS2）

主動筋一覧

筋	末梢神経	髄節	起始	停止
[手の]背側骨間筋（4筋） (Dorsal interossei)	尺骨神経（橈側の一部は正中神経の支配を受けることがある）	C8, T1	各2頭をもって，第1〜5中手骨の対向側から起こる	第2・3・4指の指背腱膜
[手の]小指外転筋 (Abductor digiti minimi)	尺骨神経	C8, T1	豆状骨，尺側手根屈筋腱	小指の基節骨底の尺側，指背腱膜
長母指外転筋 (Abductor pollicis longus)	橈骨神経 （後[前腕]骨間神経）	C(6), 7, (8)	前腕骨間膜，橈骨・尺骨の後面	第1中手骨の橈側，大菱形骨
短母指外転筋 (Abductor pollicis brevis)	正中神経	C6, 7	舟状骨結節，大菱形骨，[手の]屈筋支帯	母指基節骨底の橈側

主動筋の解剖

図27-A 手背部

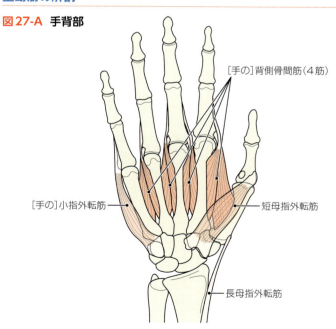

128

外転（GS2）

グレード3以上の検査

被検者の初期姿勢
- 座位もしくは背臥位
- 手関節と手指は力を抜かせる．
- 被検指の外転運動が床面と平行になるような前腕の構えとする（前腕よりも遠位は支持面の上とする）．

課題運動
- 被検指を最大外転位まで自動運動する（図27-B-1）．
※母指の手根中手関節：橈側外転，他4指の中手指節関節：外転

検者
- 手根部を広く保持する．
- 最大外転位の手指・母指に基節骨遠位部で内転方向へ抵抗をかける（図27-B-2，27-B-3）．

図27-B-1

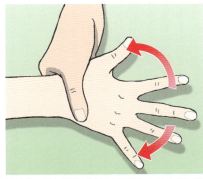

被検指の外転運動が床面と平行になるように前腕を構え，そこから手指最大外転位まで自動運動する．

図27-B-2

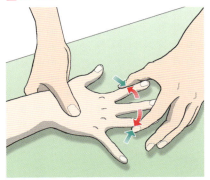

検者は最大外転位の手指に内転方向へ抵抗をかける．
※示指，環指の検査場面

図27-B-3

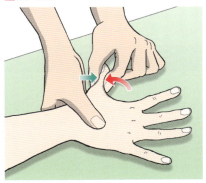

検者は最大外転位の母指に内転方向へ抵抗をかける．
※母指の検査場面

判定基準

3	4	5
弱い抵抗に負けず手指最大外転位を保持できる	中等度の抵抗に負けず手指最大外転位を保持できる	強い抵抗に負けず手指最大外転位を保持できる

グレード2以下の検査

被検者の初期姿勢	● グレード3以上に準ずる（座位もしくは背臥位）. ● グレード3以上に準ずる.
課題運動	● グレード3以上に準ずる.
検者	● 手根部を広く保持する. ● グレード2：手指・母指の外転運動が出現するか確認する（図27-C）. ● グレード1と0：手指・母指の外転・伸展運動が出現しない場合，図27-D を参考にして筋の触知を行う.

図27-C

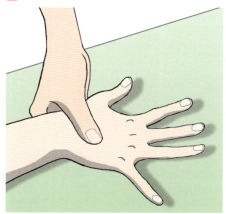

抵抗がなければ，明らかに手指外転運動が出現する.

判定基準

2	1	0
力を抜かせた初期姿勢の構えから，明らかに手指外転運動が出現する 運動の大きさは問わない	筋収縮が確認できる	筋収縮が確認できない

外転（GS2）

主動筋触知法

図 27-D-1　［手の］背側骨間筋（4筋）

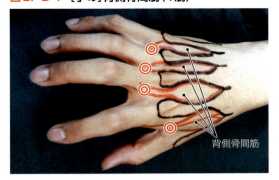
a

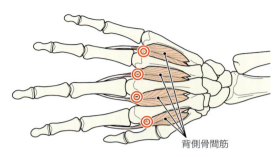
b

触知箇所　第2中手骨頭の外側面，第3基節骨底の外側面と内側面，第4基節骨底の外側面

図 27-D-2　［手の］小指外転筋

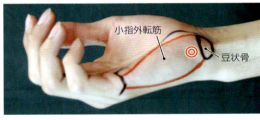
a

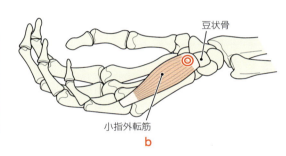
b

触知箇所　豆状骨の外側面のすぐ遠位方の部位

図 27-D-3　長母指外転筋

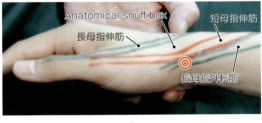
a

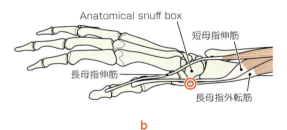
b

触知箇所　Anatomical snuff boxのすぐ外側近位方の膨隆部の前縁
・前方から後方に圧迫しながら触知を行う．

図 27-D-4　短母指外転筋

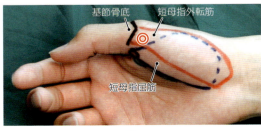
a

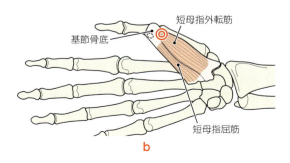
b

触知箇所　母指の基節骨底の外側面のすぐ近位方の部位

手指

131

No.28

手指 内転（GS2）

主動筋一覧

筋	末梢神経	髄節	起始	停止
掌側骨間筋（3筋） (Palmar interossei)	尺骨神経（橈側の一部は正中神経の支配を受けることがある）	C8, T1	第2・4・5中手骨側面	第2・4・5指の指背腱膜
［手の］母指内転筋 (Adductor pollicis)	尺骨神経	C8, T1	斜頭：有頭骨，小菱形骨，第2中手骨 横頭：第3中手骨	母指基節骨底の尺側

主動筋の解剖

図28-A-1 手掌部

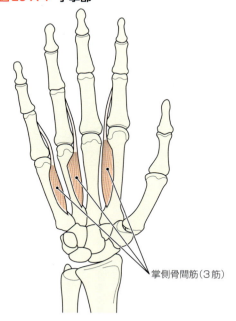

掌側骨間筋（3筋）

図28-A-2 手掌部

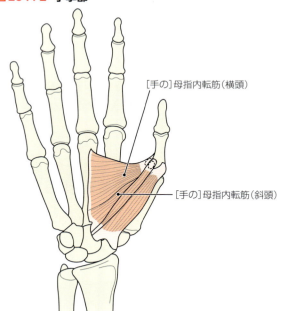

［手の］母指内転筋（横頭）

［手の］母指内転筋（斜頭）

内転(GS2)

グレード3以上の検査

被検者の初期姿勢
- 座位もしくは背臥位
- 手関節と手指は力を抜かせる．
- 被検指の内転運動が床面と平行になるような構えとする(前腕よりも遠位は支持面の上とする)．

課題運動
- 被検指を最大内転位まで自動運動する(図28-B-1)．
- ※母指の手根中手関節：尺側内転，他3指の中手指節関節：内転

検者
- 最大内転位の手指・母指に基節骨遠位部で外転方向へ抵抗をかける(図28-B-2)．

図28-B-1

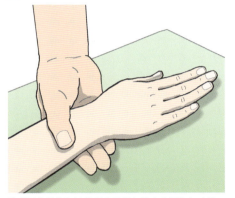

検者は他動的に被検者の手指を最大内転位とする．
被検者はその構えを保持する．

図28-B-2

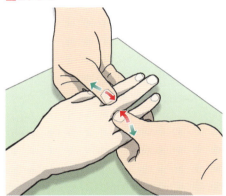

検者は最大内転位の手指・母指に外転方向へ抵抗をかける．
※示指，環指の検査場面

判定基準

3	4	5
弱い抵抗に負けず手指最大内転位を保持できる	中等度の抵抗に負けず手指最大内転位を保持できる	強い抵抗に負けず手指最大内転位を保持できる

グレード2以下の検査

被検者の初期姿勢	● グレード3以上に準ずる．

課題運動	● 検者によって他動的に最大内転された手指・母指を，その構えで保持するように努力する．

検者	● 手根部を広く保持する． ● グレード2：手指・母指最大内転位を保持できるかあるいは初期の構えよりも内転位に保持できていることを確認する（**図 28-C**）． ● グレード1と0：手指・母指の内転運動が出現しない場合，**図 28-D** を参考にして筋の触知を行う．

図 28-C

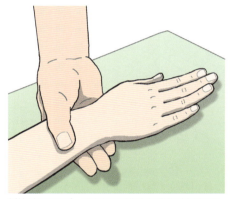

抵抗がなければ，明らかに手指内転運動が出現する．

判定基準

2	1	0
手指最大内転位を保持できるもしくは完全に保持できないが初期の構えまでは戻らず保持している	筋収縮が確認できる	筋収縮が確認できない

内転（GS2）

主動筋触知法

図 28-D-1　掌側骨間筋（3筋）

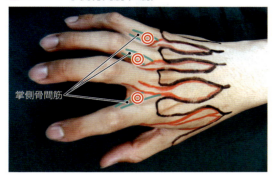

a

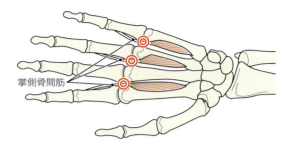

b

触知箇所　第2指の基節骨底の内側面，第4・5指の基節骨底の外側面

図 28-D-2　［手の］母指内転筋

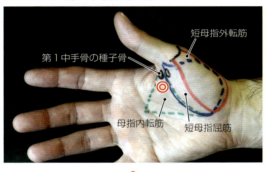

a

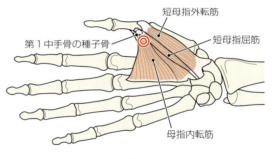

b

触知箇所　第1中手骨の種子骨のうち内側方に位置する種子骨のすぐ内側方の部位

手指

No.29

母指・小指 対立（GS2）

主動筋一覧

筋	末梢神経	髄節	起始	停止
母指対立筋 (Opponens pollicis)	正中神経	C6, 7	大菱形骨結節，［手の］屈筋支帯	第1中手骨の橈側
小指対立筋 (Opponens digiti minimi)	尺骨神経	C(7), 8, (T1)	有鈎骨鈎，［手の］屈筋支帯	第5中手骨の前面

主動筋の解剖

図 29-A 手掌部

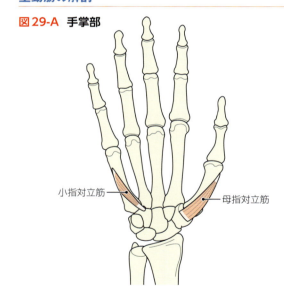

対立（GS2）

グレード3以上の検査

被検者の初期姿勢
- 座位もしくは背臥位
- 手関節と手指は力を抜かせる．
- 前腕回外位，手関節掌背屈中間位として支持面に置く．

課題運動
- 母指と小指の指節間関節屈曲運動が過度にならないように，両指の指腹同士を強く押しつけ合う（図29-B-1）．

検者
- 対立した母指と小指を引き離すように基節骨遠位部に抵抗をかける（図29-B-2, 29-B-3）．

図29-B-1

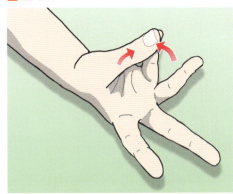

被検者は母指と小指の指節間関節屈曲運動が過度にならないように，両指の指腹同士を強く押しつけ合う．

図29-B-2

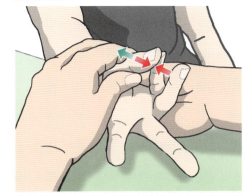

検者は対立した母指と小指を引き離すように抵抗をかける．
※母指の検査場面

図29-B-3

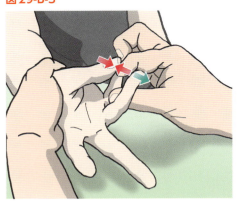

検者は対立した母指と小指を引き離すように基節骨遠位部に抵抗をかける．
※小指の検査場面

母指・小指

判定基準

3	4	5
弱い抵抗に負けず母指・小指対立位を保持できる	中等度の抵抗に負けず母指・小指対立位を保持できる	強い抵抗に負けず母指・小指対立位を保持できる

グレード2以下の検査

被検者の初期姿勢	● グレード3以上に準ずる．

課題運動	● 検者によって他動的に対立位にされた母指と小指を，その構えで保持するように努力する（図29-C）．

検者	● 手根部を広く保持する． ● グレード2：母指・小指を対立位に保持できるか確認する．わずかに指先が離れてもよい（図29-C）． ● グレード1と0：母指・小指の対立運動が出現しない場合，図29-D を参考にして筋の触知を行う．

図29-C

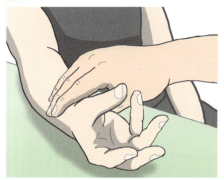

抵抗がなければ，明らかに対立運動が出現する．

判定基準

2	1	0
母指・小指対立位を保持できる わずかに指先が離れてもよい	筋収縮が確認できる	筋収縮が確認できない

対立（GS2）

主動筋触知法

図29-D　母指対立筋

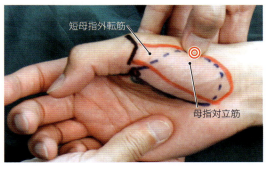

a

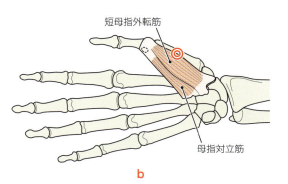

b

触知箇所　第1中手骨体の外側面のすぐ前方の部位
・第1中手骨体と短母指外転筋との間で触知を行う．

母指・小指

No.30

股関節 屈曲（GS1）

主動筋一覧

筋	末梢神経	髄節	起始	停止
腸骨筋 (Iliacus)	大腿神経	L2～4	腸骨窩，仙骨翼	大腿骨小転子
大腰筋 (Psoas major)	腰神経叢	L2, 3	第1～4腰椎椎体および横突起	大腿骨小転子
縫工筋 (Sartorius)	大腿神経	L2, 3	上前腸骨棘	脛骨上部内側面（鵞足）
大腿直筋 (Rectus femoris)	大腿神経	L2～4	下前腸骨棘，寛骨臼上縁	膝蓋骨底，脛骨粗面
大腿筋膜張筋 (Tensor fasciae latae)	上殿神経	L4, 5	上前腸骨棘	腸脛靭帯を経て脛骨外側顆

主動筋の解剖

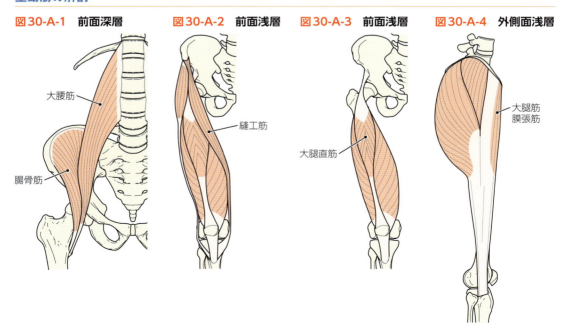

図30-A-1　前面深層　　図30-A-2　前面浅層　　図30-A-3　前面浅層　　図30-A-4　外側面浅層

屈曲（GS1）

グレード3以上の検査

被検者の初期姿勢	● 端座位 ● 後方に両手をついたり，壁などによりかかったりして体幹軽度後傾位（30°程度）を保持する（図30-B-1）．
課題運動	● 大腿後面が支持面から離れるまで股関節を屈曲し，その構えを保持する（図30-B-2）．
検者	● 骨盤を固定する（図30-B-3）． ● グレード3：代償運動を適宜修正しながら，課題運動が行えるか確認する． ● グレード4以上：大腿後面が支持面から離れる程度に股関節を屈曲した構えで大腿遠位前面に伸展方向へ抵抗をかける（図30-B-3）．

図30-B-1

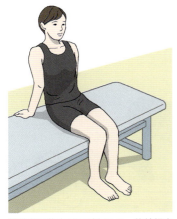

被検者は後方に両手をつき，体幹軽度後傾位（30°程度）を保持する．

図30-B-2

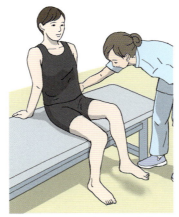

被検者は大腿後面が支持面から離れるまで股関節を屈曲し（90°程度），その構えを保持する．

図30-B-3

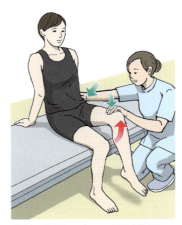

検者は骨盤を固定し，大腿遠位前面に伸展方向へ抵抗をかける．

判定基準

3	4	5
大腿後面が支持面から離れるまで股関節を屈曲し，その構えを保持できる	中等度の抵抗に負けず保持できる	強い抵抗に負けず保持できる

グレード2以下の検査

被検者の初期姿勢	● 検査側上の側臥位 ● 体幹をまっすぐにして，股・膝関節軽度屈曲位とする（図30-C-1）．
課題運動	● 初期姿勢から股関節90°屈曲位まで自動運動する．
検者	● 骨盤を固定する． ● 下腿〜膝を広く保持し，下肢の重量のみ支える． ● 運動を助けたり妨げたりしない． ● 股関節屈曲角度に合わせて膝関節を屈曲させる．数回他動運動を行ってもよい（図30-C-2）． ● 代償運動を適宜修正する． ● グレード2：課題運動を行うように指示し，その遂行状態を確認する． ● グレード1と0：課題運動が行えない場合は図30-Dを参考にして筋の触知を行う．背臥位で行ってもよい．

図30-C-1

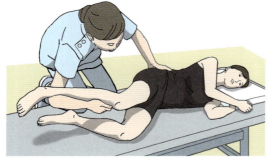

被検者は検査側上の側臥位となり，股・膝関節軽度屈曲位とする．
検者は下肢の重量のみ支える．

図30-C-2

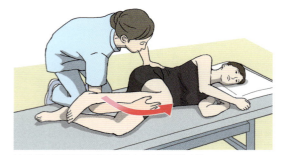

被検者は股関節90°屈曲位まで自動運動する．
検者は下肢の重量のみ支える．

判定基準

2	1	0
股関節90°屈曲位まで自動運動ができる	筋収縮が確認できる	筋収縮が確認できない

屈曲（GS1）

主動筋触知法

図 30-D-1　腸骨筋

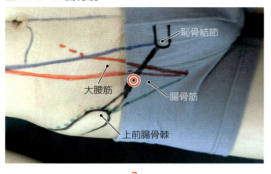
a

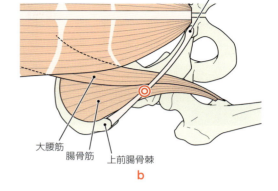
b

触知箇所　上前腸骨棘と恥骨結節を結ぶ線の中点
- 股関節屈曲位を保持する．
- 大腰筋との鑑別が困難な場合がある．

図 30-D-2　大腰筋

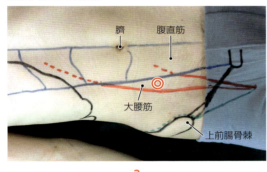
a

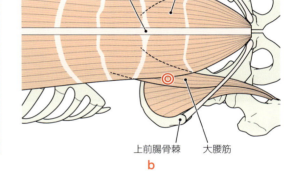
b

触知箇所　上前腸骨棘と臍を結ぶ線の中点
- 腹直筋と内腹斜筋との間に指を深く押し込んで触知を行う．
- 股関節屈曲位を保持する．

図 30-D-3　縫工筋

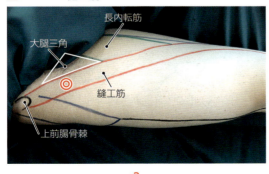
a

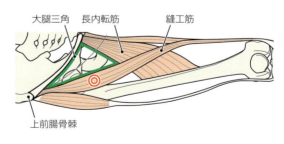
b

触知箇所　大腿三角のすぐ外側方の膨隆部
- 大腿三角：恥骨結節のすぐ外側方にあるくぼみ
- 股関節屈曲位を保持する．

股関節

143

図 30-D-4　大腿直筋

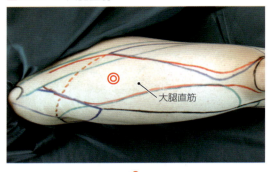

a

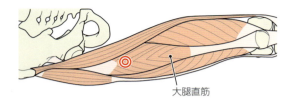

b

触知箇所　大腿部前面近位1/3の部位

図 30-D-5　大腿筋膜張筋

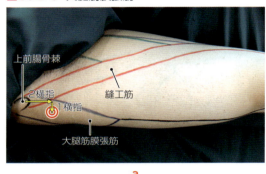

a

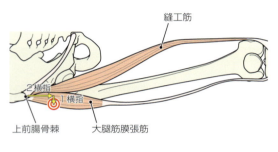

b

触知箇所　上前腸骨棘から2横指下方，1横指外側方の部位

屈曲（GS1）

徒手筋力計を用いた測定方法の推奨例

被検者の初期姿勢
- 背臥位
- 股関節90°屈曲位とし，膝は力を抜かせた状態にする．

課題運動
- 股関節を屈曲する．

検者
- センサを被検者の大腿骨遠位前面に当て，下腿を支える（図30-E）．

レバーアーム長
- 大腿骨長軸に平行な大転子からセンサ中心までの距離

図30-E 徒手筋力計を用いた股関節屈曲筋力の測定

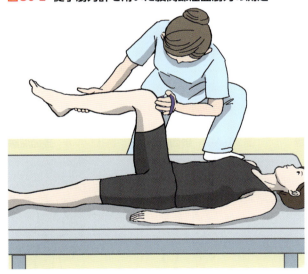

股関節

No.31

股関節 伸展（GS1*）

主動筋一覧

筋	末梢神経	髄節	起始	停止
大殿筋 (Gluteus maximus)	下殿神経	L（4），5，S1，（2）	腸骨・仙骨・尾骨の後面，仙結節靭帯	腸脛靭帯，大腿骨殿筋粗面
大腿二頭筋 (Biceps femoris)	坐骨神経 長頭：脛骨神経 短頭：腓骨神経	長頭：L5〜S2 短頭：L5，S1	長頭：坐骨結節 短頭：大腿骨粗線	腓骨頭，脛骨外側顆
半腱様筋 (Semitendinosus)	坐骨（脛骨）神経	L（4），5，S1，（2）	坐骨結節	脛骨上部内側面（鵞足）
半膜様筋 (Semimembranosus)	坐骨（脛骨）神経	L4〜S1	坐骨結節	脛骨内側顆，斜膝窩靭帯

主動筋の解剖

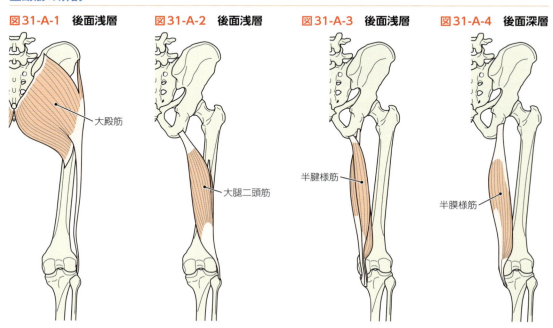

図31-A-1　後面浅層　　図31-A-2　後面浅層　　図31-A-3　後面浅層　　図31-A-4　後面深層

大殿筋　　大腿二頭筋　　半腱様筋　　半膜様筋

伸展（GS1*）

グレード3以上の検査

被検者の初期姿勢	● 背臥位 ● 胸部で両上肢を組ませる． ● 膝関節伸展位で股関節20°屈曲位とし，踵を検者に支えられる（図31-B-1）．
課題運動	● グレード3：踵部で検者の手を押して殿部を床面から浮かす（図31-B-2）． ● グレード4以上：検者の抵抗に負けずその構えを保持する． ● 非検査側下肢で支持面を押さないように注意する．
検者	● グレード3：被検者の踵をその位置で保持する（図31-B-2）． ● グレード4以上：殿部が床面から離れないように，骨盤をしっかり固定した後，被検者の股関節を屈曲するように検者が踵を上方へ持ち上げる（図31-B-3）． ※ 検者2人以上で実施することが望ましい

図31-B-1

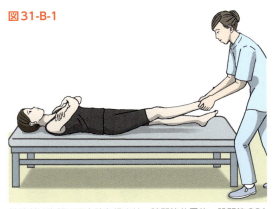

被検者は胸部で両上肢を組ませ，膝関節伸展位，股関節20°屈曲位とする．
検者は被検者の踵を持ち，その構えを保持する．

図31-B-2

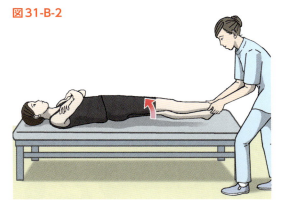

被検者は股関節を伸展し，殿部をベッド面から浮かす．
検者は被検者の踵を持ち，その構えを保持する．

図31-B-3

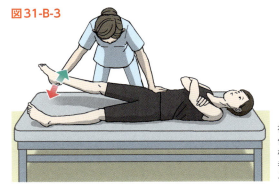

被検者は胸部で両上肢を組ませ，膝関節伸展位，股関節20°屈曲位の構えを保持する．検者は骨盤をしっかり固定するとともに被検者の踵を持ち，股関節屈曲方向へ抵抗をかける．

判定基準

3	4	5
大転子の位置が少しでも上方へ移動する（股関節伸展の自動運動ができる）	中等度の抵抗に負けず股関節20°屈曲位を保持できる	強い抵抗に負けず股関節20°屈曲位を保持できる

股関節

グレード2以下の検査

被検者の初期姿勢	● 検査側上の側臥位 ● 体幹をまっすぐにして，股関節軽度屈曲位とする（図31-C-1）．
課題運動	● 初期姿勢から股関節伸展中間域まで自動運動する（図31-C-2）．
検者	● 骨盤を固定する． ● 下腿～膝の内側面を広く保持し，下肢の重量のみ支える． ● 運動を助けたり妨げたりしない． ● 代償運動（体幹伸展など）を適宜修正する． ● グレード2：課題運動を行うように指示し，その遂行状態を確認する． ● グレード1と0：課題運動が行えない場合は図31-Dを参考にして筋の触知を行う．

図31-C-1

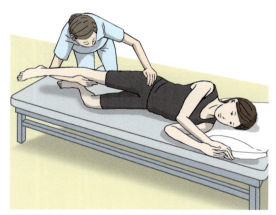

被検者は体幹をまっすぐにして，股関節軽度屈曲位とする．
検者は骨盤を固定し，下肢の重量のみ支える．

図31-C-2

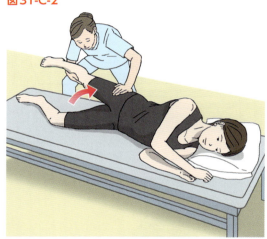

被検者は股関節伸展中間域まで自動運動する．
検者は骨盤を固定し，下肢の重量のみ支える．

判定基準

2	1	0
股関節伸展中間域まで自動運動ができる	筋収縮が確認できる	筋収縮が確認できない

伸展（GS1＊）

主動筋觸知法

図31-D-1 大殿筋

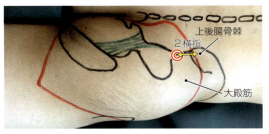

a

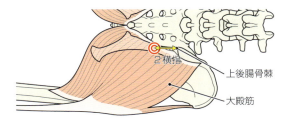

b

触知箇所 上後腸骨棘から2横指下方の部位

図31-D-2 大腿二頭筋

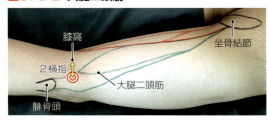

a

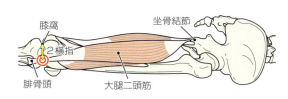

b

触知箇所 膝窩中央部から2横指外側方の部位
・膝関節屈曲位を保持する．

図31-D-3 半腱様筋

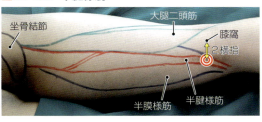

a

b

触知箇所 膝窩中央部から2横指内側方の部位
・膝関節屈曲位を保持する．
・半腱様筋の停止腱は膝窩の内側方を走行する腱のうち最も外側方に位置する．

図31-D-4 半膜様筋

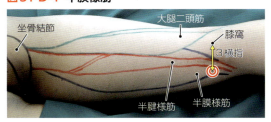

a

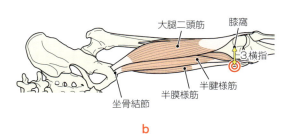

b

触知箇所 膝窩中央部から3横指内側方の部位
・膝関節屈曲位を保持する．
・半膜様筋の停止腱は半腱様筋の停止腱のすぐ内側深部に位置する．

股関節

149

徒手筋力計を用いた測定方法の推奨例

被検者の初期姿勢	● 背臥位 ● 股関節90°屈曲位とし，下肢全体の力を抜かせる．
課題運動	● 股関節を伸展する．
検者	● センサを被検者の大腿骨遠位後面に当て，下腿を支える（図31-E）．
レバーアーム長	● 大腿骨長軸に平行な大転子からセンサ中心までの距離

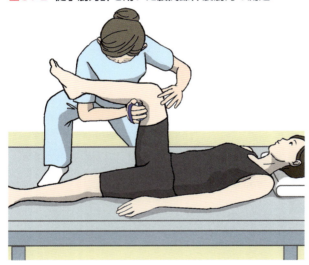

図31-E　徒手筋力計を用いた股関節伸展筋力の測定

No.32

股関節 外転（GS1）

主動筋一覧

筋	末梢神経	髄節	起始	停止
中殿筋 (Gluteus medius)	上殿神経	L4～S1	腸骨後面	大腿骨大転子
大腿筋膜張筋 (Tensor fasciae latae)	上殿神経	L4, 5	上前腸骨棘	腸脛靱帯を経て脛骨外側顆
小殿筋 (Gluteus minimus)	上殿神経	L4～S1	腸骨後面	大腿骨大転子

主動筋の解剖

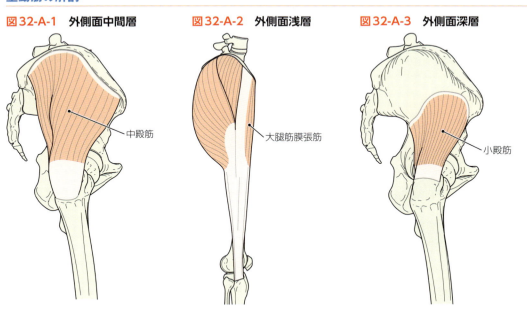

図32-A-1　外側面中間層　　中殿筋

図32-A-2　外側面浅層　　大腿筋膜張筋

図32-A-3　外側面深層　　小殿筋

グレード3以上の検査

| 被検者の初期姿勢 | ● 検査側上の側臥位
● 腹臥位方向へ少しだけ(1/5程度)全身を回転させる.
● 検査側は股関節軽度伸展・内旋位,膝関節伸展位とする(図32-B-1).
● 非検査側下肢は体が安定するように軽度屈曲位とする. |

| 課題運動 | ● 股関節30°外転位(およびわずかに伸展位)を保持する(図32-B-2,32-B-3).
● 上側上肢はベッド端や支持面に置き,体幹を支える. |

| 検者 | ● 骨盤を固定する(骨盤を下制方向へ圧迫して固定する).
● グレード3:運動方向を適切に導きながら,課題運動が行えるか確認する.
● グレード4以上:股関節30°外転位(およびわずかに伸展位)で大腿遠位外側面に内転方向へ抵抗をかける(図32-B-3). |

図32-B-1

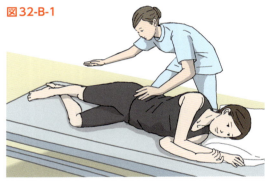

被検者は腹臥位方向へ少しだけ全身を回転させ,股関節軽度伸展・軽度内旋位,膝関節伸展位とする.
検者は骨盤を下制方向へ圧迫固定する.

図32-B-2

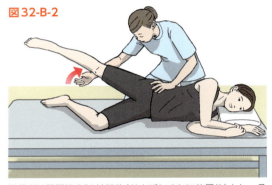

被検者は股関節30°外転位(およびわずかに伸展位)とし,その構えを保持する.

図32-B-3

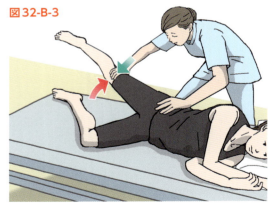

被検者は股関節30°外転位(およびわずかに伸展位)を保持する.
検者は大腿遠位外側面に内転方向へ抵抗をかける.

判定基準

3	4	5
股関節30°外転位まで自動運動し,その構えを保持できる	中等度の抵抗に負けず保持できる	強い抵抗に負けず保持できる

外転(GS1)

グレード2以下の検査

被検者の初期姿勢	● 背臥位 ● 非検査側股関節軽度外転位とする(図32-C-1).
課題運動	● 股関節外転中間域まで自動運動できる(図32-C-2).
検者	● 下肢の重量のみ支え,支持面との摩擦をなくす. ● 運動を助けたり妨げたりしない. ● 代償運動(特に股関節屈曲・外旋)を適宜修正する. ● グレード2:課題運動を行うように指示し,その遂行状態を確認する. ● グレード1と0:課題運動が行えない場合は図32-Dを参考にして筋の触知を行う.

図32-C-1

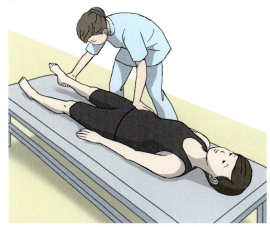

被検者は非検査側股関節軽度外転位とする.
検者は下肢の重量のみ支え,支持面との摩擦をなくす.

図32-C-2

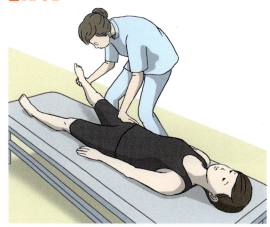

被検者は股関節外転中間域まで自動運動する.

判定基準

2	1	0
股関節外転中間域まで自動運動ができる	筋収縮が確認できる	筋収縮が確認できない

主動筋触知法

図32-D-1 中殿筋

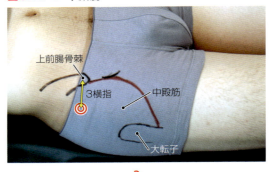
a

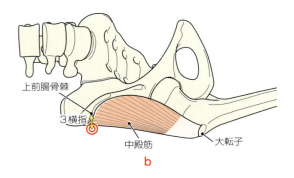
b

触知箇所 上前腸骨棘から3横指後方の部位

図32-D-2 大腿筋膜張筋

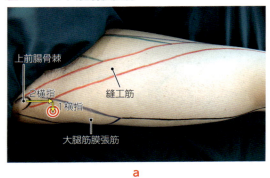
a

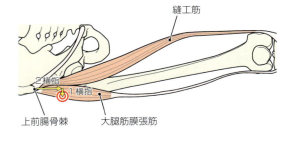
b

触知箇所 上前腸骨棘から2横指下方，1横指外側方の部位

外転（GS1）

徒手筋力計を用いた測定方法の推奨例

被検者の初期姿勢	● 背臥位 ● 股関節内外転中間位とする．
課題運動	● 股関節を外転する．
検者	● センサを大腿遠位外側面に当て，もう一方の手で対側の骨盤を固定する（**図32-E-1**）． ● 被検者の力が強い場合は2人での測定を推奨する．
レバーアーム長	● 大転子とセンサ中心を結ぶ距離

図32-E-1 徒手筋力計を用いた股関節外転筋力の測定

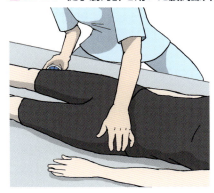

ベルト固定	● 徒手固定法と同様の位置にセンサを当て，対側にベルトを周して対側下肢外側に検者の足部を配置し，一緒に固定する（**図32-E-2a**）． ● 検者は足部で，ベルトの緊張を調整しつつ被検者の対側下肢も固定する． ● センサの位置が動かないように確認のうえ，測定時は両手で骨盤を固定する（**図32-E-2b**）．
レバーアーム長	● 大転子とセンサ中心を結ぶ距離

図32-E-2 徒手筋力計とベルトを用いた股関節外転筋力の測定

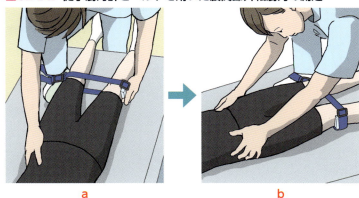

a　　　　　　　　　　　　b

No.33

股関節 内転（GS1）

主動筋一覧

筋	末梢神経	髄節	起始	停止
大内転筋 （Adductor magnus）	深層：閉鎖神経 浅層：坐骨神経	L3, 4	深層：恥骨下枝，坐骨枝 浅層：坐骨結節	深層：大腿骨後面（粗線） 浅層：内転筋結節
長内転筋 （Adductor longus）	閉鎖神経	L2〜4	恥骨体	大腿骨後面（粗線）
薄筋 （Gracilis）	閉鎖神経	L2〜4	恥骨体，恥骨下枝	脛骨上部内側面（鵞足）
短内転筋 （Adductor brevis）	閉鎖神経	L2〜4	恥骨体，恥骨下枝	大腿骨後面（粗線）上部
恥骨筋 （Pectineus）	大腿神経， 閉鎖神経（前枝）	L2, 3	恥骨上枝（恥骨櫛）	大腿骨後内側面（恥骨筋線）

主動筋の解剖

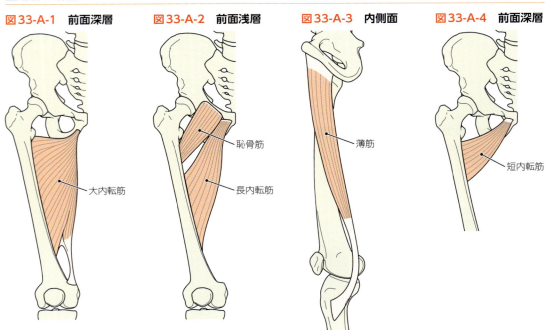

図33-A-1　前面深層　　図33-A-2　前面浅層　　図33-A-3　内側面　　図33-A-4　前面深層

大内転筋　　恥骨筋　長内転筋　　薄筋　　短内転筋

内転(GS1)

グレード3以上の検査

被検者の初期姿勢
- 検査側下の側臥位
- 体をまっすぐにする.
- 非検査側股関節20°外転位とする(図33-B-1).

課題運動
- 初期姿勢でとった構えから非検査側下肢につけるように検査側股関節15°内転位まで自動運動する(図33-B-2).

検者
- 非検査側下肢を広く支え固定する.
- グレード3:運動方向を適切に導きながら,課題運動が行えるか確認する.
- グレード4以上:股関節15°内転位で検査側大腿遠位内側面に内転方向へ抵抗をかける(図33-B-3).

図33-B-1

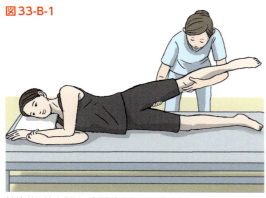

被検者は検査側下の側臥位となり,非検査側股関節20°外転位とする.
検者は被検者の非検査側下肢を支える.

図33-B-2

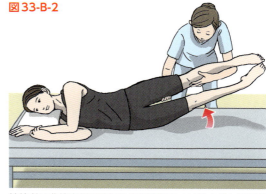

被検者は非検査側下肢に検査側下肢をつけるように股関節15°内転位まで自動運動し,その構えを保持する.

図33-B-3

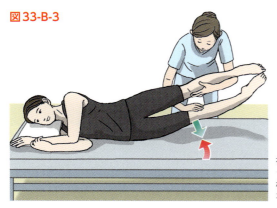

被検者は非検査側下肢に検査側下肢をつけるように股関節15°内転位を保持する.
検者は検査側大腿遠位内側面に内転方向へ抵抗をかける.

判定基準

3	4	5
股関節15°内転位まで自動運動し,その構えを保持できる	中等度の抵抗に負けず保持できる	強い抵抗に負けず保持できる

グレード2以下の検査

被検者の初期姿勢	● 背臥位 ● 両側股関節15°外転位とする（図33-C-1）.
課題運動	● 非検査側下肢につけるように，検査側股関節内転中間域まで自動運動する（図33-C-2）.
検者	● 下肢の重量のみ支え，支持面との摩擦をなくす. ● 運動を助けたり妨げたりしない. ● 代償運動（特に股関節内旋）を適宜修正する. ● グレード2：課題運動を行うように指示し，その遂行状態を確認する. ● グレード1と0：課題運動が行えない場合は図33-Dを参考にして筋の触知を行う.

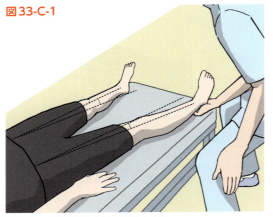

図33-C-1

被検者は両側股関節15°外転位とする.
検者は下肢の重量のみ支え，支持面との摩擦をなくす.

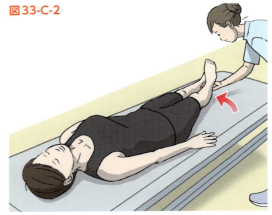

図33-C-2

被検者は非検査側下肢につけるように，検査側股関節内転中間域まで自動運動する.

判定基準

2	1	0
股関節内転中間域まで自動運動ができる	筋収縮が確認できる	筋収縮が確認できない

内転（GS1）

主動筋触知法

図33-D-1　大内転筋

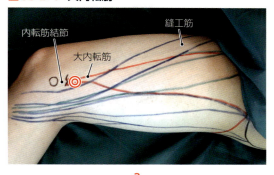

a

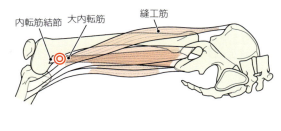

b

触知箇所　内転筋結節のすぐ近位方の部位

図33-D-2　長内転筋

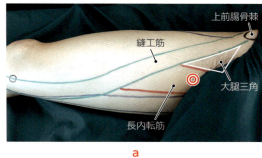

a

b

触知箇所　大腿三角のすぐ内側方の膨隆部
- 大腿三角：恥骨結節のすぐ外側方にあるくぼみ

図33-D-3　薄筋

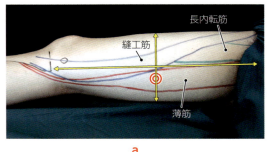

a

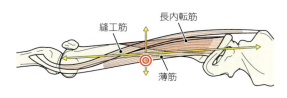

b

触知箇所　大腿部内側面中央部から2横指後方の部位
- 上記触知部位は，最も内側方に膨隆している場合が多い．

徒手筋力計を用いた測定方法の推奨例

被検者の初期姿勢	● 背臥位 ● 股関節内外転中間位とする．
課題運動	● 股関節を内転する．
検者	● センサを大腿遠位内側面に当て，もう一方の手で対側の骨盤を固定する（図33-E-1）．
レバーアーム長	● 大腿骨長軸に平行な大転子からセンサ中心までの距離

図33-E-1 徒手筋力計を用いた股関節内転筋力の測定

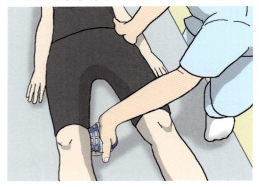

ベルト固定	● 徒手固定法と同様の位置にセンサを当て，測定肢外側に検者の足部を配置して一緒に固定する（図33-E-1b）． ● 検者は足部でベルトの緊張を調整し，対側下肢で被検者の対側下肢を固定する． ● センサの位置が動かないように確認し，測定時は両手で骨盤を固定する（図33-E-2b）．
レバーアーム長	● 大腿骨長軸に平行な大転子からセンサ中心までの距離

図33-E-2 徒手筋力計とベルトを用いた股関節内転筋力の測定

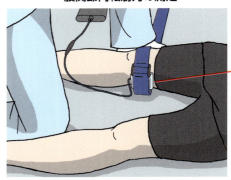
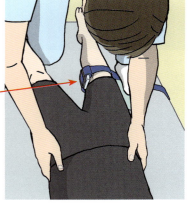

a　　　　　　　　　　　　　b

No.34

股関節 外旋（GS1）

主動筋一覧

筋	末梢神経	髄節	起始	停止
大殿筋 (Gluteus maximus)	下殿神経	L(4), 5, S1, (2)	腸骨・仙骨・尾骨の後面，仙結節靱帯	腸脛靱帯，大腿骨殿筋粗面
外閉鎖筋 (Obturator externus)	閉鎖神経	L3, 4	（恥骨，坐骨），閉鎖膜外面	大腿骨転子窩
内閉鎖筋 (Obturator internus)	仙骨神経叢	L4〜S2	（恥骨，坐骨），閉鎖膜内面	大腿骨転子窩
上双子筋 (Superior gemellus)	仙骨神経叢	L4〜S2	坐骨棘	内閉鎖筋の腱
下双子筋 (Inferior gemellus)	仙骨神経叢	L4〜S2	坐骨結節	内閉鎖筋の腱
大腿方形筋 (Quadratus femoris)	仙骨神経叢	L4〜S1	坐骨結節	大腿骨転子間稜
梨状筋 (Piriformis)	仙骨神経叢	L(4, 5), S1	腸骨，第2〜4仙骨前面	大腿骨大転子

主動筋の解剖

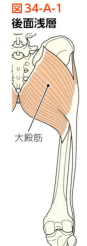

図34-A-1
後面浅層

大殿筋

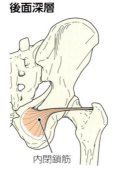

図34-A-2
後面深層

外閉鎖筋

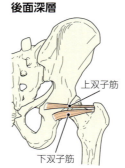

図34-A-3
後面深層

内閉鎖筋

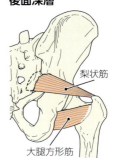

図34-A-4
後面深層

上双子筋
下双子筋

図34-A-5
後面深層

梨状筋
大腿方形筋

グレード3以上の検査

被検者の初期姿勢	● 検査側下の側臥位 ● 股・膝関節90°屈曲位，股関節内旋中間域とする（図34-B-1）．
課題運動	● 股関節内旋中間域から股関節外旋中間域まで自動運動し，その構えを保持する（図34-B-2）．
検者	● 膝を固定する． ● グレード3：運動方向を適切に導きながら，課題運動が行えるか確認する． ● グレード4以上：股関節外旋中間域で下腿遠位内側面に内旋方向へ抵抗をかける（図34-B-3）．

図34-B-1

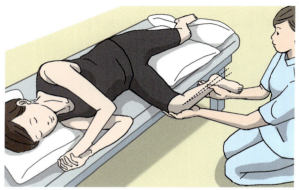

被検者は検査側下の側臥位となり，股・膝関節90°屈曲位，股関節内旋中間域とする（膝より末梢部をベッド端から出す）．

図34-B-2

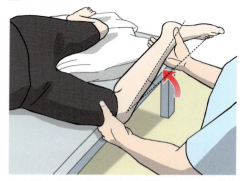

被検者は股関節外旋中間域まで自動運動し，その構えを保持する．

図34-B-3

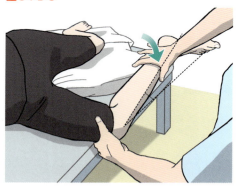

股関節外旋中間域の構えで検者は下腿遠位内側面に内旋方向へ抵抗をかける．

判定基準

3	4	5
股関節外旋中間域まで自動運動し，その構えを保持できる	中等度の抵抗に負けず保持できる	強い抵抗に負けず保持できる

外旋（GS1）

グレード2以下の検査

被検者の初期姿勢
- 背臥位
- 股・膝関節90°屈曲位，股関節内旋中間域とする（図34-C-1）．

課題運動
- 股関節内旋中間域から股関節外旋中間域まで自動運動する（図34-C-2）．

検者
- 膝関節と下腿遠位後面を持ち，被検者の初期姿勢を保持する．
- 運動を助けたり妨げたりしない．
- 代償運動（体幹側屈など）を適宜修正する．
- グレード2：課題運動を行うように指示し，その遂行状態を確認する．
- グレード1と0：課題運動が行えない場合は図34-Dを参考にして筋の触知を行う．

図34-C-1

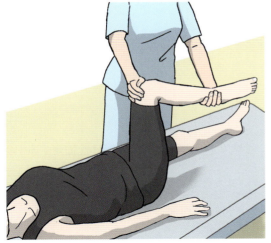

被検者は股・膝関節90°屈曲位，股関節内旋中間域の構えとする．
検者は膝関節と下腿遠位を持ち，股・膝関節90°屈曲位を保持する．

図34-C-2

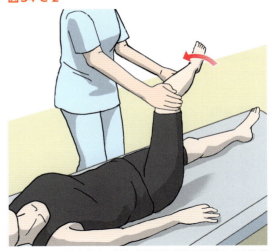

被検者は股関節内旋中間域から股関節外旋中間域まで自動運動する．

判定基準

2	1	0
股関節外旋中間域まで自動運動ができる	筋収縮が確認できる	筋収縮が確認できない

主動筋触知法

図34-D　大殿筋

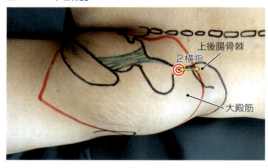
a

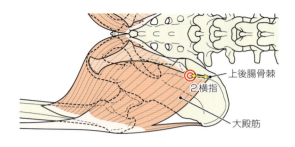
b

触知箇所　上後腸骨棘から2横指下方の部位

徒手筋力計を用いた測定方法の推奨例

被検者の初期姿勢	● 端座位 ● 股関節90°屈曲位，膝関節90°屈曲位とする．
課題運動	● 股関節を外旋する．
検者	● センサを下腿遠位端内側面に当て，対側の手で大腿遠位端（膝部）を固定する（図34-E）． ● 大腿長軸が座面と平行となるようにタオルなどで調整する．
レバーアーム長	● 大腿骨長軸に平行な大転子からセンサ中心までの距離

図34-E　徒手筋力計を用いた股関節外旋筋力の測定

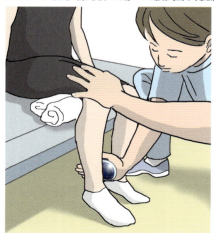

No.35

股関節 内旋（GS1）

主動筋一覧

筋	末梢神経	髄節	起始	停止
大腿筋膜張筋 (Tensor fasciae latae)	上殿神経	L4, 5	上前腸骨棘	腸脛靭帯を経て脛骨外側顆
中殿筋 (Gluteus medius)	上殿神経	L4～S1	腸骨後面	大腿骨大転子
小殿筋 (Gluteus minimus)	上殿神経	L4～S1	腸骨後面	大腿骨大転子

主動筋の解剖

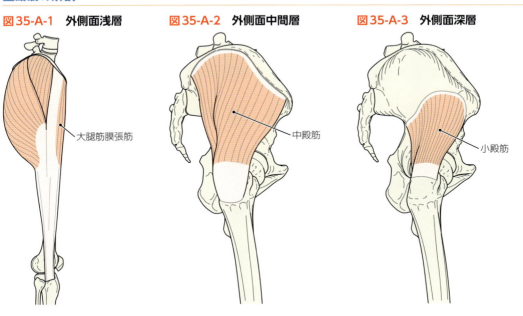

図35-A-1　外側面浅層　　大腿筋膜張筋

図35-A-2　外側面中間層　　中殿筋

図35-A-3　外側面深層　　小殿筋

グレード3以上の検査

被検者の初期姿勢	● 検査側上の側臥位 ● 股・膝関節90°屈曲位，股関節外旋中間域とする（図35-B-1）．
課題運動	● 股関節外旋中間域から股関節内外旋0°位まで自動運動し，その構えを保持する（図35-B-2）．
検者	● 大腿遠位（膝部）内側を検者が下から支えて固定する． ● グレード3：運動方向を適切に導きながら，課題運動が行えるか確認する． ● グレード4以上：股関節内外旋0°位で下腿遠位外側面に外旋方向へ抵抗をかける．

図35-B-1

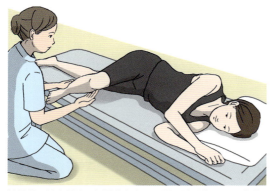

被検者は検査側上の側臥位となり，股・膝関節90°屈曲位，股関節外旋中間域とする．
検者は膝の位置を固定する．

図35-B-2

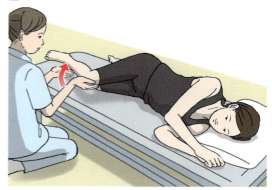

被検者は股関節外旋中間域から股関節内外旋0°位まで自動運動し，その構えを保持する．

図35-B-3

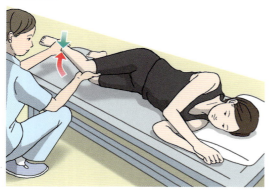

被検者は股関節外旋中間域から股関節内外旋0°位まで自動運動し，検者の外旋方向への抵抗に負けずその構えを保持する．

判定基準

3	4	5
股関節外旋中間域から股関節内外旋0°位まで自動運動し，その構えを保持できる	中等度の抵抗に負けず保持できる	強い抵抗に負けず保持できる

内旋(GS1)

グレード2以下の検査

| 被検者の初期姿勢 | ● 背臥位
● 被検者は股・膝関節90°屈曲位，股関節外旋中間域とする(図35-C-1). |

| 課題運動 | ● 股関節外旋中間域から股関節内旋中間域まで自動運動する(図35-C-2). |

| 検者 | ● 膝関節と下腿遠位後面を持ち，被検者の初期姿勢を保持する.
● 運動を助けたり妨げたりしない.
● 代償運動(体幹側屈など)を適宜修正する.
● グレード2：課題運動を行うように指示し，その遂行状態を確認する.
● グレード1と0：課題運動が行えない場合は図35-Dを参考にして筋の触知を行う. |

図35-C-1

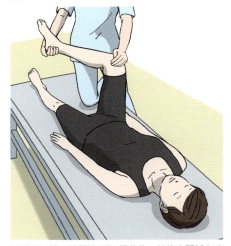

被検者は股・膝関節90°屈曲位，外旋中間域とする．
検者は下肢の構えを保持する．

図35-C-2

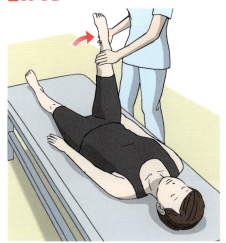

被検者は股関節外旋中間域から股関節内旋中間域まで自動運動する．
検者は運動を助けたり妨げたりしない．

判定基準

2	1	0
股関節内旋中間域まで自動運動ができる	筋収縮が確認できる	筋収縮が確認できない

主動筋触知法

図35-D-1 大腿筋膜張筋

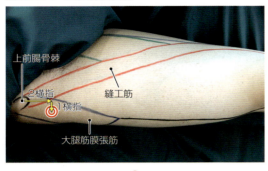

a

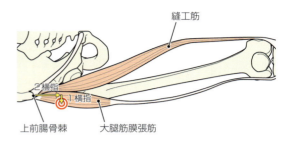

b

触知箇所 上前腸骨棘から2横指下方，1横指外側方の部位

図35-D-2 中殿筋

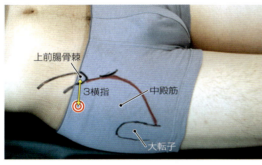

a

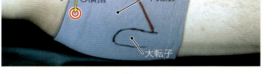

b

触知箇所 上前腸骨棘から3横指後方の部位

内旋（GS1）

徒手筋力計を用いた測定方法の推奨例

被検者の初期姿勢
- 端座位
- 股関節90°屈曲位，膝関節90°屈曲位とする．

課題運動
- 股関節を内旋する．

検者
- センサを下腿遠位端外側面に当て，対側の手で大腿遠位端（膝部）を固定する（図35-E）．
- 大腿長軸が座面と平行となるようにタオルなどで調整する．

レバーアーム長
- 腓骨頭とセンサ中心を結ぶ距離

図35-E　徒手筋力計を用いた股関節内旋筋力の測定

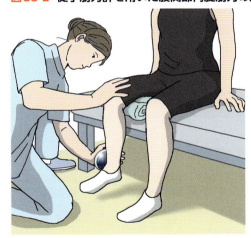

股関節

No.36

膝関節 屈曲（GS2）

主動筋一覧

筋	末梢神経	髄節	起始	停止
大腿二頭筋 (Biceps femoris)	坐骨神経 長頭：脛骨神経 短頭：腓骨神経	長頭：L5〜S2 短頭：L5, S1	長頭：坐骨結節 短頭：大腿骨粗線	腓骨頭，脛骨外側顆
半腱様筋 (Semitendinosus)	坐骨（脛骨）神経	L(4), 5, S1,(2)	坐骨結節	脛骨上部内側面（鵞足）
半膜様筋 (Semimembranosus)	坐骨（脛骨）神経	L4〜S1	坐骨結節	脛骨内側顆，斜膝窩靱帯
縫工筋 (Sartorius)	大腿神経	L2, 3	上前腸骨棘	脛骨上部内側面（鵞足）
薄筋 (Gracilis)	閉鎖神経	L2〜4	恥骨体，恥骨下枝	脛骨上部内側面（鵞足）

主動筋の解剖

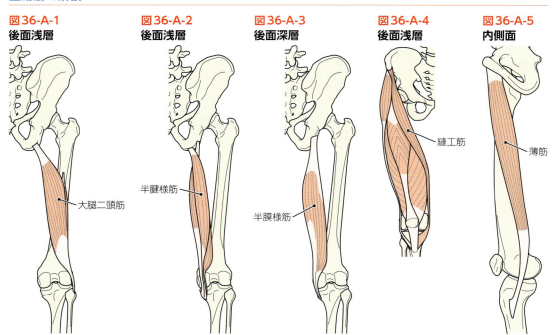

図36-A-1 後面浅層 — 大腿二頭筋
図36-A-2 後面浅層 — 半腱様筋
図36-A-3 後面深層 — 半膜様筋
図36-A-4 後面浅層 — 縫工筋
図36-A-5 内側面 — 薄筋

屈曲（GS2）

グレード3以上の検査

被検者の初期姿勢	● 端座位 ● 後方に両手をつき体幹軽度後傾位を保持し，膝関節屈曲中間域で検者に支えられる（図36-B-1）．
課題運動	● 初期姿勢から下腿軸が床面に垂直になるまで膝関節を屈曲し（股関節90°屈曲位），その構えを保持する（図36-B-2）．
検者	● 被検者の大腿遠位部を固定し，下腿遠位後面に伸展方向へ抵抗をかける． ● グレード3以上：下腿遠位後面に伸展方向へ徒手抵抗をかける（図36-B-2）．

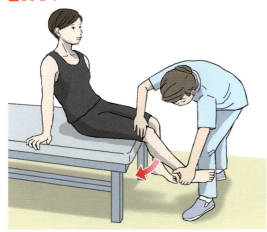

図36-B-1

被検者は後方に両手をつき，体幹軽度後傾位を保持する．検者は被検者の大腿遠位部を固定するとともに膝関節屈曲中間域の構えを保持する．

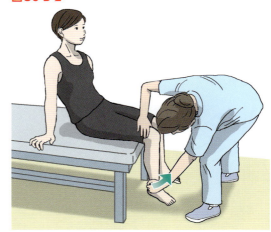

図36-B-2

被検者は膝関節90°屈曲位とし，その構えを保持する．検者は下腿遠位後面に伸展方向へ徒手抵抗をかける．

判定基準

3	4	5
下腿の重さ程度の抵抗に負けず，下腿長軸が床面に垂直となる構えを保持できる	中等度の抵抗に負けず，下腿長軸が床面に垂直となる構えを保持できる	強い抵抗に負けず，下腿長軸が床面に垂直となる構えを保持できる

膝関節

グレード2以下の検査

被検者の初期姿勢	● 検査側上の側臥位 ● 股・膝関節45°屈曲位とする（図36-C-1）.
課題運動	● 初期姿勢でとった構えから膝関節を45°以上屈曲方向に自動運動する（図36-C-2）.
検者	● 膝部と足部を下から保持し下腿の重量のみ支える. ● 運動を助けたり妨げたりしない. ● 代償運動（股関節屈曲など）を適宜修正する. ● グレード2：課題運動を行うように指示し，その遂行状態を確認する. ● グレード1と0：課題運動が行えない場合は図36-Dを参考にして筋の触知を行う.

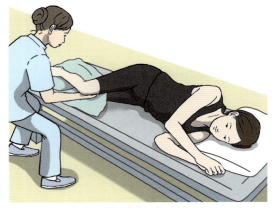

図36-C-1

被検者は股・膝関節45°屈曲位とする.
検者は膝部と足部を保持し，下腿の重量のみ支える.

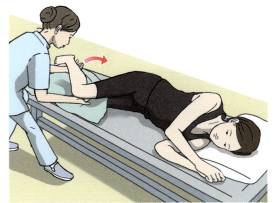

図36-C-2

被検者は膝関節を45°以上屈曲方向に自動運動する.
検者は膝部と足部を保持し，下腿の重量のみ支える．運動を助けたり妨げたりしない.

判定基準

2	1	0
膝関節45°屈曲位から45°以上屈曲方向に自動運動ができる	筋収縮が確認できる	筋収縮が確認できない

屈曲（GS2）

主動筋触知法

図 36-D-1　大腿二頭筋

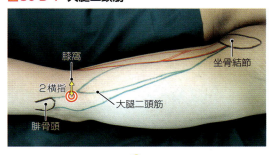
a

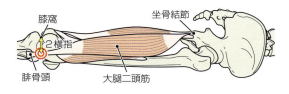
b

触知箇所　膝窩中央部から2横指外側方の部位
- 膝関節屈曲位を保持する．

図 36-D-2　半腱様筋

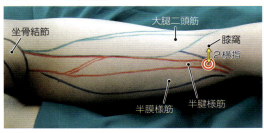
a

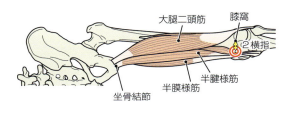
b

触知箇所　膝窩中央部から2横指内側方の部位
- 膝関節屈曲位を保持する．
- 半腱様筋の停止腱は膝窩の内側方を走行する腱のうち最も外側方に位置する．

図 36-D-3　半膜様筋

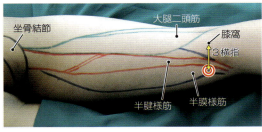
a

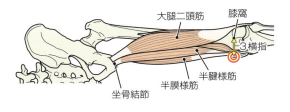
b

触知箇所　膝窩中央部から3横指内側方の部位
- 膝関節屈曲位を保持する．
- 半膜様筋の停止腱は半腱様筋の停止腱のすぐ内側深部に位置する．

図36-D-4 縫工筋

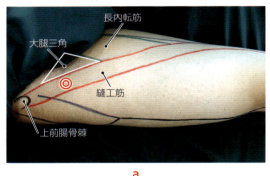

a

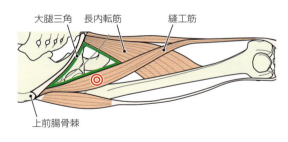

b

触知箇所 大腿三角のすぐ外側方の膨隆部
- 大腿三角：恥骨結節のすぐ外側方にあるくぼみ
- 股関節屈曲位を保持する．

図36-D-5 薄筋

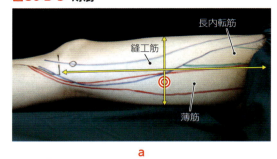

a

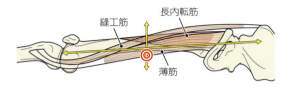

b

触知箇所 大腿部内側面中央部から2横指後方の部位
- 上記触知部位は，最も内側方に膨隆している場合が多い．

屈曲（GS2）

徒手筋力計を用いた測定方法の推奨例

| 被検者の初期姿勢 | ● 端座位
● 股関節90°屈曲位，膝関節90°屈曲位とする． |

| 課題運動 | ● 膝関節を屈曲する． |

| 検者 | ● センサは下腿遠位後面に当て，大腿遠位前面を固定する（図36-E-1）．
● 大腿骨長軸が床面と平行になるように調整する． |

| レバーアーム長 | ● 腓骨頭から外顆を通過する線上で，センサ中心と垂直に交わる交点と腓骨頭を結ぶ距離 |

図 36-E-1 徒手筋力計を用いた膝関節屈曲筋力の測定

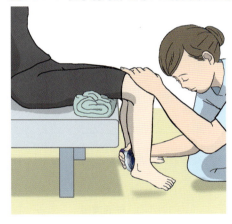

| ベルト固定 | ● 徒手固定法と同様の位置にセンサを当て，ベルトをたるみや傾斜がつかないように検者の下腿に巻く（図36-E-2）．
● 測定中にセンサがズレないように注意する． |

| レバーアーム長 | ● 腓骨頭から外顆を通過する線上で，センサ中心と垂直に交わる交点と腓骨頭を結ぶ距離 |

図 36-E-2 徒手筋力計とベルトを用いた膝関節屈曲筋力の測定

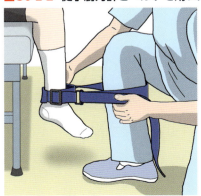

膝関節

No.37

膝関節 伸展（GS1）

主動筋一覧

筋	末梢神経	髄節	起始	停止
大腿直筋 （Rectus femoris）	大腿神経	L2〜4	下前腸骨棘，寛骨臼上縁	膝蓋骨底，脛骨粗面
外側広筋 （Vastus lateralis）	大腿神経	L3, 4	大腿骨大転子，大腿骨外側面，外側大腿筋間中隔	脛骨粗面
内側広筋 （Vastus medialis）	大腿神経	L2, 3	大腿骨内側面	脛骨粗面
中間広筋 （Vastus intermedius）	大腿神経	L2〜4	大腿骨前面・外側面	脛骨粗面

主動筋の解剖

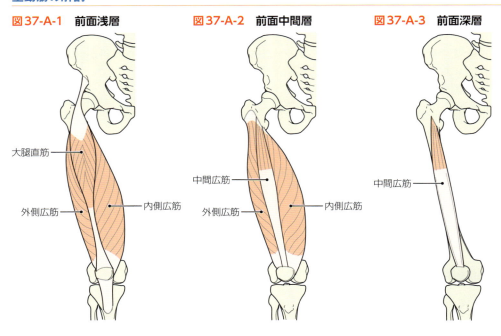

図37-A-1　前面浅層　　図37-A-2　前面中間層　　図37-A-3　前面深層

伸展（GS1）

グレード3以上の検査

被検者の初期姿勢
- 端座位
- 後方に両手をつき体幹軽度後傾位（30°程度）を保持する（図37-B-1）．
- 抵抗をかけても大腿骨が座面と平行になるように，大腿遠位と座面との間にタオルなどを挿入する．

課題運動
- 下腿下垂位から膝関節0°伸展位まで伸展した後，わずかに（5°程度）屈曲し，その構えを保持する（図37-B-2）．

検者
- 骨盤を固定する．
- グレード3：徒手抵抗を加えずに膝関節5°屈曲位を保持できるか確認する．
- グレード4以上：膝関節5°屈曲位とし，下腿遠位前面に屈曲方向へ抵抗をかける（図37-B-3）．

図37-B-1

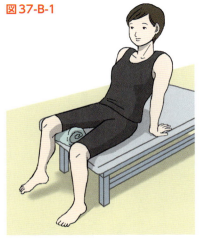

被検者は後方に両手をつき，体幹軽度後傾位（30°程度）を保持する．
タオルなどを用いて大腿骨を水平位とする．

図37-B-2

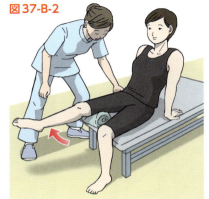

膝関節0°伸展位まで伸展した後，わずかに（5°程度）屈曲し，その構えを保持する．

図37-B-3

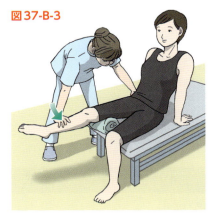

検者は骨盤を固定し，下腿遠位前面に屈曲方向へ抵抗をかける．

判定基準

3	4	5
膝関節0°伸展位まで自動運動ができる	中等度の抵抗に負けず保持できる	強い抵抗に負けず保持できる

膝関節

グレード2以下の検査

被検者の初期姿勢	● 検査側上の側臥位 ● 体幹をまっすぐにして，股関節60°屈曲位，膝関節90°屈曲位とする（図37-C-1）．
課題運動	● 初期姿勢でとった構えから膝関節を伸展方向に自動運動する（図37-C-2）．
検者	● 開始時に股関節と膝関節の構えをしっかり保持する． ● 下腿～膝を広く保持し，下腿の重量のみ支える． ● 運動を助けたり妨げたりしない． ● 代償運動（股関節内旋，外転など）を適宜修正する． ● グレード2：課題運動を行うように指示し，その遂行状態を確認する． ● グレード1と0：課題運動が行えない場合は図37-Dを参考にして筋の触知を行う．

図37-C-1

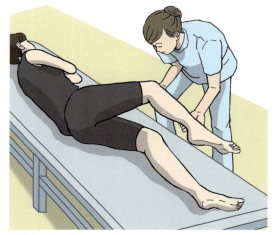

被検者は検査側上の側臥位で股関節60°屈曲位，膝関節90°屈曲位とする．
検者は下肢の重量のみ支える．

図37-C-2

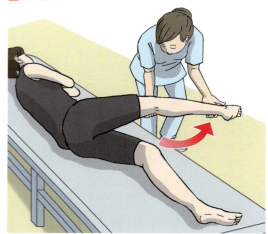

被検者は膝関節を伸展方向に自動運動する．
検者は下肢の重量のみ支える．

判定基準

2	1	0
膝関節90°屈曲位から45°以上伸展方向に自動運動ができる	筋収縮が確認できる	筋収縮が確認できない

伸展（GS1）

主動筋触知法

図37-D-1　大腿直筋

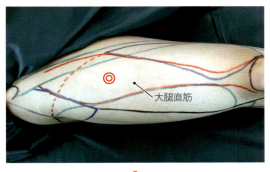
a

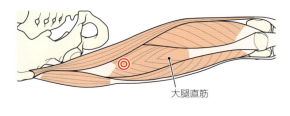
b

触知箇所　大腿部前面近位1/3の部位

図37-D-2　外側広筋

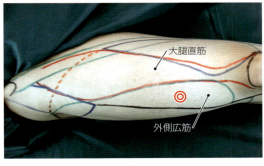
a

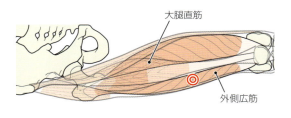
b

触知箇所　大腿部前外側面遠位1/3の部位

図37-D-3　内側広筋

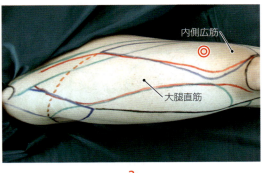
a

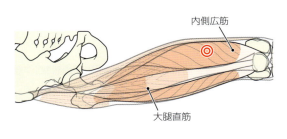
b

触知箇所　大腿部前内側面遠位1/4の部位

膝関節

徒手筋力計を用いた測定方法の推奨例

被検者の初期姿勢	● 端座位 ● 股関節屈曲90°，膝関節屈曲90°とする．
課題運動	● 膝関節を伸展する．
検者	● センサは下腿遠位前面に当て，大腿遠位前面を固定する（図37-E-1）． ● 大腿骨長軸が床面と平行になるように調整する．
レバーアーム長	● 腓骨頭から外顆を通過する線上で，センサ中心と垂直に交わる交点と腓骨頭を結ぶ距離

図37-E-1　徒手筋力計を用いた膝関節伸展の測定

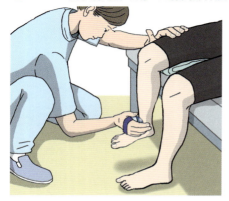

ベルト固定	● 徒手固定法と同様の位置にセンサを当て，ベルトをたるみや傾斜がつかないように治療台の脚などに巻く（図37-E-2）． ● 測定中にセンサがズレないように注意する．
レバーアーム長	● 腓骨頭から外顆を通過する線上で，センサ中心と垂直に交わる交点と腓骨頭を結ぶ距離

図37-E-2　徒手筋力計とベルトを用いた膝関節伸展筋力の測定

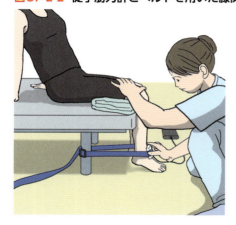

No.38

足関節・足部 底屈 (GS1*)

主動筋一覧

筋	末梢神経	髄節	起始	停止
腓腹筋 (Gastrocnemius)	脛骨神経	L(4), 5, S1, (2)	内側頭：大腿骨の膝窩部，大腿骨内側上顆，膝関節包 外側頭：大腿骨外側上顆，膝関節包	ヒラメ筋腱と合してアキレス腱となり，踵骨隆起につく
ヒラメ筋 (Soleus)	脛骨神経	L(4), 5, S1, (2)	腓骨頭，脛骨内側縁	腓腹筋腱と合してアキレス腱となり，踵骨隆起につく

主動筋の解剖

図38-A-1 後面浅層

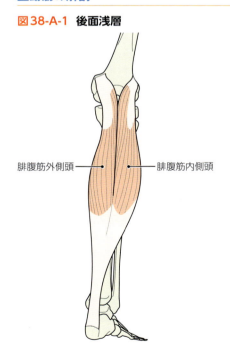

図38-A-2 後面深層

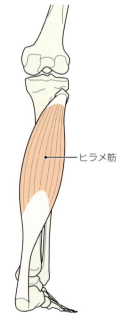

足関節・足部

グレード3以上の検査

被検者の初期姿勢	● 立位 ● 両手で平行棒や手すりなどを軽く保持し，安定した片足立ちとする（図38-B-1）．
課題運動	● 初期姿勢から足関節を完全底屈した後，底屈中間域まで戻し，その構えを保持する（図38-B-2）．
検者	● グレード3：腸骨稜を広くわずかに触れ，立位バランスのみを助けながら課題運動が行えるか確認する（図38-B-2）． ● グレード4以上：腸骨稜の最高点周辺に手で触れ，真下に向かって足関節背屈方向へ抵抗をかける（図38-B-3）．

図38-B-1

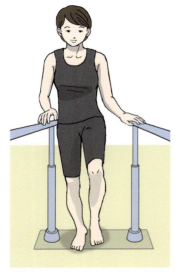

被検者は両手で平行棒や手すりなどを軽く保持し，安定した片足立ちとする．

図38-B-2

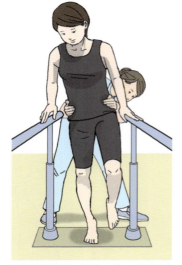

足関節を完全に底屈した後，底屈中間域に戻し，その構えを保持する．検者は腸骨稜の最高点周辺に手で触れ，立位バランスを助ける．

図38-B-3

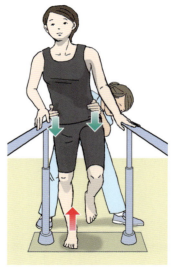

足関節底屈中間域の構えを保持する．検者は腸骨稜から真下に向かって足関節背屈方向へ抵抗をかける．

判定基準

3	4	5
足関節底屈中間域で片足立ちを保持できる	中等度の抵抗に負けず保持できる	強い抵抗に負けず保持できる

底屈（GS1*）

グレード2以下の検査

被検者の初期姿勢
- 立位
- 両下肢に均等に体重をかける．
- 両手で平行棒や手すりなどを軽く保持し，安定した立位とする（図38-C-1）．

課題運動
- 踵が床面から離れるように両足関節を底屈する．

検者
- グレード2：足関節底屈筋の働きで踵（内果・外果でもよい）が挙がるかを確認する（図38-C-2）．
- グレード1と0：課題運動が行えない場合は図38-Dを参考にして筋の触知を行う．

図38-C-1

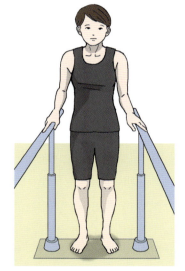

被検者は両手で平行棒や手すりなどを軽く保持し，安定した立位とする．

図38-C-2

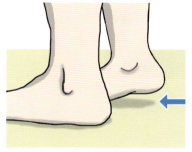

検者は踵や内果・外果が挙がるか確認する．

判定基準

2	1	0
ごくわずかにでも踵（あるいは内果・外果）を挙げることができる	筋収縮が確認できる	筋収縮が確認できない

足関節・足部

主動筋触知法

図38-D-1　腓腹筋

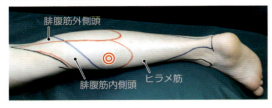

a

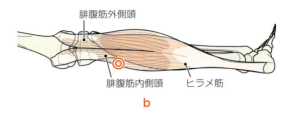

b

触知箇所　下腿部後内側面近位1/4の部位

図38-D-2　ヒラメ筋

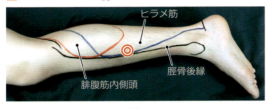

a

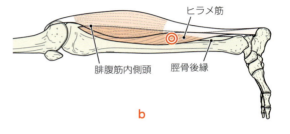

b

触知箇所　脛骨後内側縁中央部のすぐ後方の部位

底屈（GS1*）

徒手筋力計を用いた測定方法の推奨例

被検者の初期姿勢
- 背臥位
- 足関節底背屈中間位とする．

課題運動
- 足関節を底屈する．

検者
- 支持面と下腿遠位後面との間にタオルなどを挿入して踵部を床から浮かせて下腿部を固定する（**図38-E**）．
- センサ中心が中足骨遠位底面に位置するようにする．

レバーアーム長
- 外果からセンサ中心までの距離

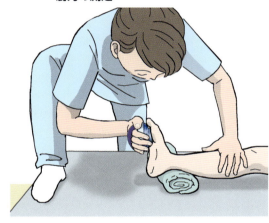

図38-E 徒手筋力計を用いた足関節・足部底屈筋力の測定

足関節・足部

No.39

足関節・足部 背屈（GS1）

主動筋一覧

筋	末梢神経	髄節	起始	停止
前脛骨筋 (Tibialis anterior)	深腓骨神経	L4〜S1	脛骨外側顆・外側面，下腿骨間膜	内側楔状骨，第1中足骨底

主動筋の解剖

図39-A 下腿前面

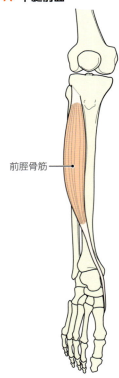

前脛骨筋

背屈（GS1）

グレード3以上の検査

被検者の初期姿勢	● 端座位もしくは背臥位 ● 力を抜かせ，足部を自然下垂位とする（図39-B-1）．

課題運動	● 足関節最大背屈位とし，その構えを保持する（図39-B-2）．

検者	● 下腿遠位後面を保持する． ● グレード3：最大背屈できることを確認する． ● グレード4以上：下腿遠位後面を支え，足背部に底屈方向へ抵抗をかける（図39-B-3）．

図39-B-1

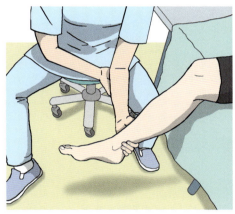

被検者の膝関節が屈曲し，足関節背屈運動が少しでも抗重力運動となる構えを選択する（図は端座位）．

図39-B-2

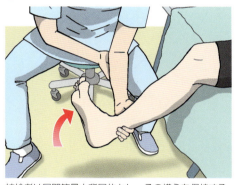

被検者は足関節最大背屈位とし，その構えを保持する．

図39-B-3

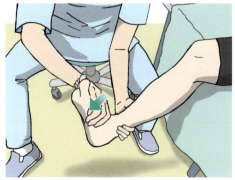

被検者は足関節最大背屈位とし，その構えを保持する．検者は下腿遠位後面を支え，足背部に底屈方向へ抵抗をかける．

判定基準

3	4	5
足関節最大背屈位を保持できる	中等度の抵抗に負けず保持できる	強い抵抗に負けず保持できる

足関節・足部

グレード2以下の検査

被検者の初期姿勢	● 検査側下の側臥位 ● 足関節と足趾（指）を力を抜かせる（図39-C-1）．
課題運動	● 足関節を背屈する（図39-C-2）．
検者	● 下腿遠位外側面を下から支える． ● グレード2：課題運動を行うように指示し，その遂行状態を確認する． ● グレード1と0：課題運動が行えない場合は図39-Dを参考にして筋の触知を行う．

図39-C-1

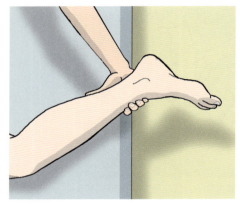

検者は足関節と足指の筋の力を抜かせる．

図39-C-2

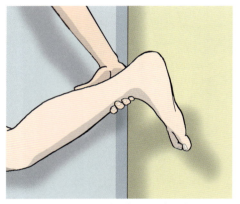

被検者は足関節0°背屈位以上まで自動運動できる．

判定基準

2	1	0
足関節0°背屈位以上まで自動運動ができる	筋収縮が確認できる	筋収縮が確認できない

背屈（GS1）

主動筋触知法

図39-D　前脛骨筋

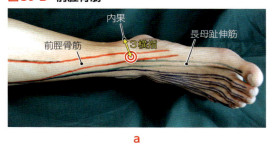
a

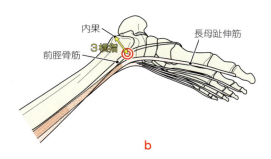
b

触知箇所　内果内側端から3横指前内側方の部位
・足関節背屈位を保持する．

徒手筋力計を用いた測定方法の推奨例

被検者の初期姿勢	● 背臥位 ● 足関節底背屈中間位とする．
課題運動	● 足関節を背屈する．
検者	● 支持面と下腿遠位後面との間にタオルなどを挿入して踵部を床から浮かせる． ● センサ中心が中足骨遠位背面に位置するようにする（図39-E）．
レバーアーム長	● 外果からセンサ中心までの距離

図39-E　徒手筋力計を用いた足関節・足部背屈筋力の測定

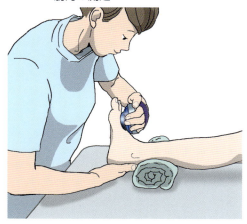

No.40

足関節・足部 回内（GS1*）

主動筋一覧

筋	末梢神経	髄節	起始	停止
長腓骨筋〔Fibularis (Peroneus) longus〕	浅腓骨神経	L5, S1	脛骨外側顆，腓骨頭，腓骨外側面	内側楔状骨，第1中足骨底
短腓骨筋〔Fibularis (Peroneus) brevis〕	浅腓骨神経	L5, S1	腓骨外側面	第5中足骨粗面

主動筋の解剖

図40-A-1 外側面浅層　　**図40-A-2** 外側面深層

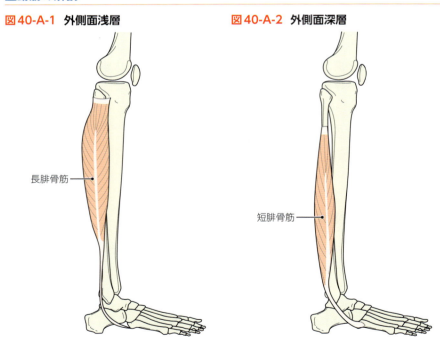

回内（GS1*）

グレード3以上の検査

被検者の初期姿勢
- 膝関節が屈曲し，足関節回内（外転）運動が少しでも抗重力運動となる構えであれば，体位は問わない．
- 力を抜かせ，足部を自然下垂位とする（図40-B-1）．

課題運動
- 足関節最大回内位とし，その構えを保持する（図40-B-2）．

検者
- 下腿遠位内側面を保持する．
- グレード3：足関節回内位を保持できることを確認する．
- グレード4以上：足部中央外側面（立方骨，第5中足骨近位部）で回外方向へ抵抗をかける（図40-B-3）．

図40-B-1

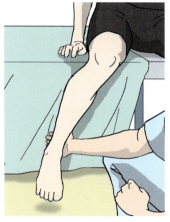

被検者の膝関節が屈曲し，足関節回内運動が少しでも抗重力運動となる構えを選択する（図は端座位）．

図40-B-2

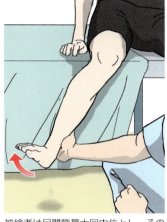

被検者は足関節最大回内位とし，その構えを保持する．

図40-B-3

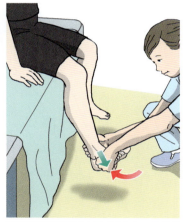

被検者は足関節最大回内位とし，その構えを保持する．
検者は足部中央外側面に回外方向へ抵抗をかける．

判定基準

3	4	5
足関節最大回内位まで自動運動し，その構えを保持できる	中等度の抵抗に負けず保持できる	強い抵抗に負けず保持できる

グレード2以下の検査

被検者の初期姿勢
- グレード3以上に準じ体位は問わない．
- グレード3以上に準ずる．

課題運動
- グレード3以上に準ずる．

検者
- 下腿遠位内側面を保持する．
- グレード2：課題運動を行うように指示し，その遂行状態を確認する（**図40-C**）．
- グレード1と0：課題運動が行えない場合は**図40-D**を参考にして筋の触知を行う．

図40-C

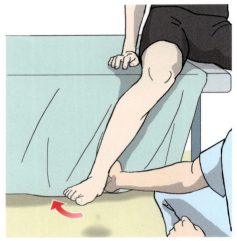

被検者は足関節下垂位から足関節回内方向へ自動運動する．

判定基準

2	1	0
足関節下垂位から足関節回内中間域まで自動運動ができる	筋収縮が確認できる	筋収縮が確認できない

回内（GS1*）

主動筋触知法

図40-D-1　長腓骨筋

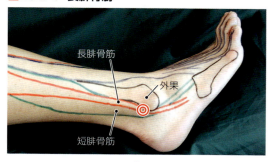

a

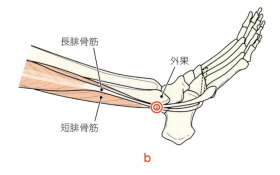

b

触知箇所　外果後縁のすぐ後方の部位

図40-D-2　短腓骨筋

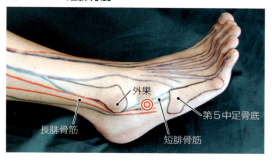

a

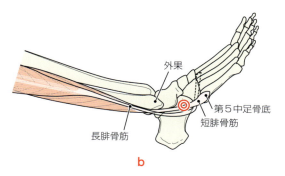

b

触知箇所　外果下端と第5中足骨底との間

足関節・足部

No.41

足関節・足部 回外 (GS1*)

主動筋一覧

筋	末梢神経	髄節	起始	停止
後脛骨筋 (Tibialis posterior)	脛骨神経	L5, S1, (2)	脛骨, 腓骨, 下腿骨間膜	第2〜4中足骨底, 舟状骨, 第3楔状骨, 立方骨

主動筋の解剖

図41-A 後面深層

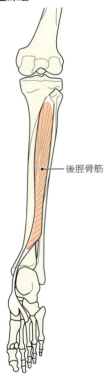

後脛骨筋

回外（GS1*）

グレード3以上の検査

被検者の初期姿勢
- 膝関節が屈曲し，足関節・足部の回外運動が少しでも抗重力運動となる構えであれば体位は問わない．
- ※図41-Bは検査側下肢を下にした側臥位
- 力を抜かせた構えとする（図41-B-1）．

課題運動
- 足関節最大回外位とし，その構えを保持する（図41-B-2）．

検者
- 下腿遠位外側面を保持する．
- グレード3：足関節回外位を保持できることを確認する．
- グレード4以上：足部中央内側面（舟状骨，内側楔状骨，第1中足骨近位部）で回内方向へ抵抗をかける（図41-B-3）．

図41-B-1

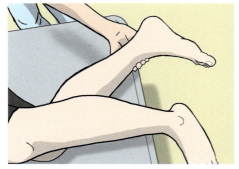

被検者の膝関節が屈曲し，足関節回外運動が少しでも抗重力運動となる体位と構えを選択する（図は検査側下の側臥位）．

図41-B-2

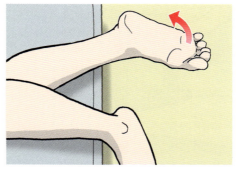

被検者は足関節最大回外位とし，その構えを保持する．

図41-B-3

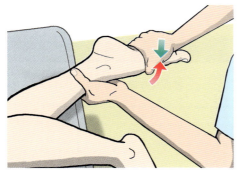

被検者は足関節最大回外位とし，その構えを保持する．
検者は足部中央内側面に回内方向へ抵抗をかける．

判定基準

3	4	5
足関節最大回外位まで自動運動し，その構えを保持できる	中等度の抵抗に負けず保持できる	強い抵抗に負けず保持できる

グレード2以下の検査

被検者の初期姿勢	● グレード3以上に準じ体位は問わない． ● グレード3以上に準ずる．
課題運動	● グレード3以上に準ずる．
検者	● 下腿遠位外側面を保持する． ● グレード2：課題運動を行うように指示し，その遂行状態を確認する（図41-C）． ● グレード1と0：課題運動が行えない場合は図41-Dを参考にして筋の触知を行う．

図41-C

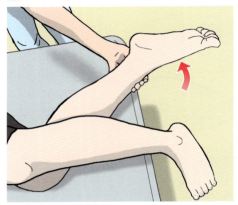

被検者は力を抜かせた構えから足関節回外中間域まで自動運動する．

判定基準

2	1	0
力を抜かせた構えから足関節回外中間域まで自動運動ができる	筋収縮が確認できる	筋収縮が確認できない

回外(GS1*)

主動筋触知法

図41-D　後脛骨筋

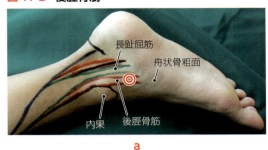
a

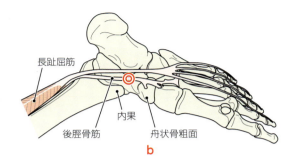
b

触知箇所　内果後縁と舟状骨粗面との間
- 足関節回外位を保持する．

No.42

足趾（指）屈曲（GS2）

主動筋一覧

筋	末梢神経	髄節	起始	停止
長趾（指）屈筋 (Flexor digitorum longus)	脛骨神経	L5〜S2	脛骨後面	第2〜5趾（指）末節骨底
長母趾（指）屈筋 (Flexor hallucis longus)	脛骨神経	L5〜S2	腓骨後面	第1〜3趾（指）末節骨底

主動筋の解剖

図42-A　下腿後面

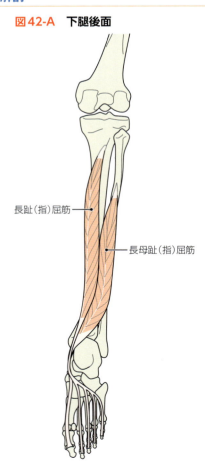

屈曲（GS2）

グレード3以上の検査

被検者の初期姿勢	● 座位もしくは背臥位 ● 足趾（指）と足関節の力を抜かせる（図42-B-1）． ● 足関節底屈中間域とする．
課題運動	● 中足趾（指）節関節と趾（指）節間関節のすべてを同時に最大屈曲し，検者の指を強く握る．
検者	● 足部を支える． ● 被検者に握らせた検者の手指で伸展方向へ抵抗をかける（図42-B-2）． ● 必要であれば1指1関節ずつ検査する．

図42-B-1

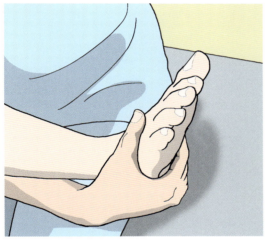

被検者は足関節底屈中間域とし，検者は足趾（指）と足関節の力を抜かせる．

図42-B-2

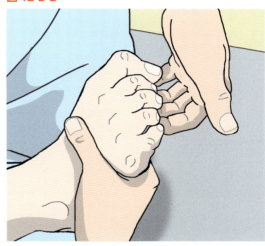

中足趾（指）節関節と趾（指）節間関節を最大屈曲した位置で検者は伸展方向へ徒手抵抗をかける．

判定基準

3	4	5
足趾（指）最大屈曲位まで自動運動し，弱い抵抗に負けず保持できる	中等度の抵抗に負けず保持できる	強い抵抗に負けず保持できる

グレード2以下の検査

被検者の初期姿勢	● グレード3以上に準じ体位は問わない． ● グレード3に準ずる（図42-B-1）．
課題運動	● 中足趾（指）節関節と趾（指）節間関節のすべてを同時に屈曲する（図42-C）．
検者	● 足部を支える． ● グレード2：課題運動を行うように指示し，その遂行状態を確認する． ● グレード1と0：課題運動が行えない場合は図42-Dを参考にして筋の触知を行う．

図42-C

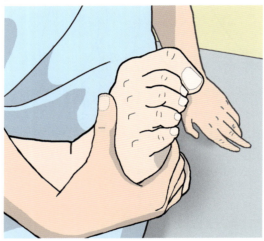

中足趾（指）節関節と趾（指）節間関節を同時に屈曲する．

判定基準

2	1	0
力を抜かせた初期姿勢の構えから，明らかに足趾（指）の屈曲運動が出現する 運動の大きさは問わない	筋収縮が確認できる	筋収縮が確認できない

屈曲（GS2）

主動筋觸知法

図42-D-1 長趾（指）屈筋

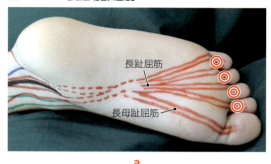

a

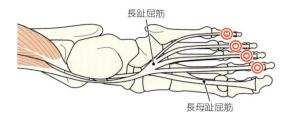

b

触知箇所 第2～5趾の中節骨の底側面
- 第2，3趾の末節骨に停止する腱が長母趾屈筋の停止腱である場合が多い．

図42-D-2 長母趾（指）屈筋

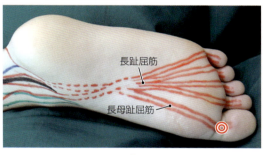

a

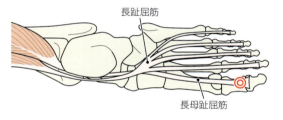

b

触知箇所 母趾の基節骨の底側面

No.43

足趾（指）伸展（GS2）

主動筋一覧

筋	末梢神経	髄節	起始	停止
長母趾（指）伸筋 (Extensor hallucis longus)	深腓骨神経	L4〜S1	腓骨前面，下腿骨間膜	母趾（指）末節骨底
長趾（指）伸筋 (Extensor digitorum longus)	深腓骨神経	L4〜S1	腓骨前面，脛骨外側顆，下腿骨間膜	第2〜5趾（指）の指背腱膜
短母趾（指）伸筋 (Extensor hallucis brevis)	深腓骨神経	L4〜S1	踵骨背側面	母趾（指）基節骨，指背腱膜
短趾（指）伸筋 (Extensor digitorum brevis)	深腓骨神経	L4〜S1	踵骨背側面	第2〜4趾（指）末節骨，指背腱膜

主動筋の解剖

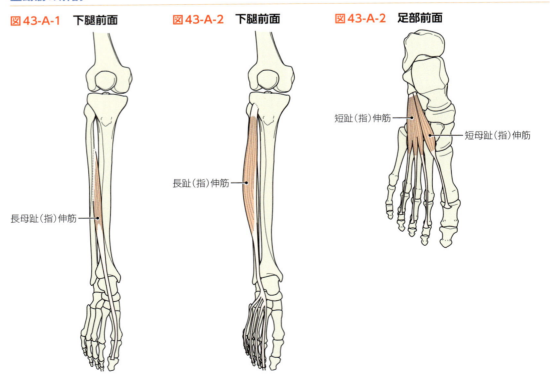

図43-A-1　下腿前面　　図43-A-2　下腿前面　　図43-A-2　足部前面

伸展（GS2）

グレード3以上の検査

被検者の初期姿勢	● 座位もしくは背臥位 ● 足趾（指）と足関節を力を抜かせる（図43-B-1）． ● 足関節底屈中間域とする．
課題運動	● 中足趾（指）節関節と趾（指）節間関節のすべてを同時に最大伸展する．
検者	● 足部を支える． ● 伸展した被検者の足趾（指）に検者の手指で屈曲方向へ抵抗をかける（図43-B-2）． ● 必要であれば1指1関節ずつ検査する．

図43-B-1

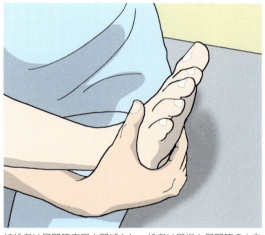

被検者は足関節底屈中間域とし，検者は足指と足関節の力を抜かせる．

図43-B-2

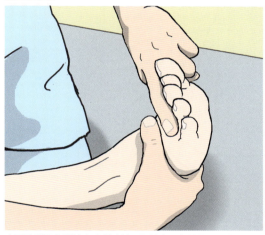

中足趾（指）節関節と趾（指）節間関節を最大伸展した位置で検者は屈曲方向へ徒手抵抗をかける．

判定基準

3	4	5
足趾（指）最大伸展位まで自動運動し，弱い抵抗に負けず保持できる	中等度の抵抗に負けず保持できる	強い抵抗に負けず保持できる

足趾（指）

グレード2以下の検査

被検者の初期姿勢	● グレード3以上に準じ体位は問わない． ● グレード3に準ずる（図43-B-1）．
課題運動	● 中足趾（指）節関節と趾（指）節間関節のすべてを同時に伸展する（図43-C）．
検者	● 足部を支える． ● グレード2：課題運動を行うように指示し，その遂行状態を確認する． ● グレード1と0：課題運動が行えない場合は図43-Dを参考にして筋の触知を行う．

図43-C

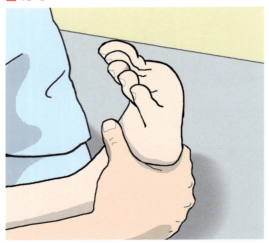

中足趾（指）節関節と趾（指）節間関節を同時に伸展する．

判定基準

2	1	0
力を抜かせた初期姿勢の構えから，明らかに足趾（指）の伸展運動が出現する 運動の大きさは問わない	筋収縮が確認できる	筋収縮が確認できない

伸展（GS2）

主動筋觸知法

図43-D-1　長母趾（指）伸筋

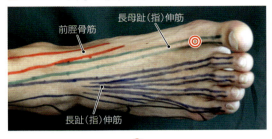

a　　　　　　　　b

触知箇所　第1中足骨頭の背側面
・母趾伸展位を保持する．

図43-D-2　長趾（指）伸筋

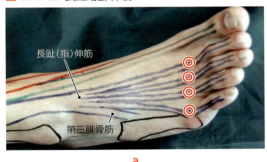

a　　　　　　　　b

触知箇所　第2〜5中足骨頭の背側面
・第2〜5趾伸展位を保持する．

図43-D-3　短母趾（指）伸筋

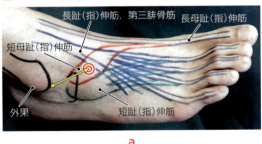
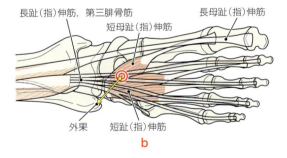

a　　　　　　　　b

触知箇所　外果下端から3横指前内側方の部位

図43-D-4　短趾（指）伸筋

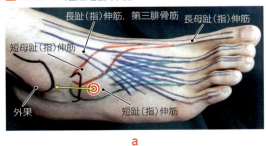

a　　　　　　　　b

触知箇所　外果下端から3横指前方の部位

足趾（指）

205

索 引

う・え
烏口腕筋…………………………51
　──触知法……………………54
腋窩神経……51, 56, 60, 65, 70, 80, 85
円回内筋…………………………104
　──触知法……………………107

か
回外筋……………………………100
　──触知法……………………103
外側胸筋神経………38, 43, 75, 85
外側広筋…………………………176
　──触知法……………………179
外腹斜筋……………………21, 30
　──触知法………………24, 33
外閉鎖筋…………………………161
下双子筋…………………………161
下殿神経………………………146, 161
関節運動の一覧……………………3

き・く
胸棘筋………………………………25
胸最長筋……………………………25
胸鎖乳突筋……………………8, 17
　──触知法………………11, 20
胸腸肋筋……………………………25
胸背神経………………38, 60, 75
棘下筋………………………………70
　──触知法……………………73
棘上筋…………………………56, 65
　──触知法………………59, 68
筋収縮の触知………………………4
筋皮神経………51, 90, 100, 104
グレーディングスケール(GS)……3
　──の原則……………………3
グレーディングスケール1(GS1)……3
グレーディングスケール2(GS2)……4

け・こ
脛骨神経……146, 170, 181, 194, 198
頸神経…………………8, 12, 34, 38, 47
頸神経後枝…………………………12
頸神経前枝…………………………8
頸神経叢……………………8, 17
頸長筋………………………………8
頸半棘筋……………………………12
頸板状筋……………………………12
肩甲下筋……………………………75
　──触知法……………………78
肩甲下神経…………………60, 75

肩甲挙筋……………………………34
　──触知法……………………37
肩甲上神経………………56, 65, 70
肩甲背神経……………………34, 47
検査対象……………………………2
検査手順……………………………4
後脛骨筋…………………………194
　──触知法……………………197
後骨間神経………………………123
広背筋……………………38, 60, 75
　──触知法…………41, 63, 78

さ
最長筋(触知法)……………………28
坐骨神経…………146, 156, 170
三角筋〔肩甲棘部(後部線維)〕
　……………………………60, 80
　──触知法………………63, 83
三角筋〔肩峰部(中部線維)〕……56, 65
　──触知法………………59, 68
三角筋〔鎖骨部(前部線維)〕
　………………………51, 56, 85
　──触知法………………54, 59, 88

し
示指伸筋…………………………123
　──触知法……………………126
尺側手根屈筋……………………108
　──触知法……………………111
尺側手根伸筋……………………113
　──触知法……………………116
尺骨神経
　……108, 118, 123, 128, 132, 136
重力…………………………………4
小円筋………………………………70
　──触知法……………………73
小胸筋………………………38, 43
　──触知法………………42, 46
小指外転筋………………………128
　──触知法……………………131
小指伸筋…………………………123
　──触知法……………………126
小指対立筋………………………136
上双子筋…………………………161
掌側骨間筋………………………132
　──触知法……………………135
小殿筋………………………151, 165
上殿神経………………140, 151, 165
小菱形筋……………………………47
　──触知法……………………50

上腕筋………………………………90
　──触知法……………………94
上腕三頭筋…………………………96
　──触知法……………………99
上腕二頭筋…………………90, 100
　──触知法………………93, 103
上腕二頭筋短頭……………90, 100
　──触知法………………93, 103
上腕二頭筋長頭……………90, 100
　──触知法………………93, 103
深指屈筋…………………………118
　──触知法……………………121
深腓骨神経………………186, 202

せ・そ
正中神経
　……104, 108, 118, 123, 128, 132, 136
脊髄神経後枝…………………12, 25
前鋸筋………………………………43
　──触知法……………………46
前脛骨筋…………………………186
　──触知法……………………189
前骨間神経………………104, 118
仙骨神経叢………………………161
浅指屈筋…………………………118
　──触知法……………………121
前斜角筋……………………………8
　──触知法……………………11
浅腓骨神経………………………190
総指伸筋…………………………123
　──触知法……………………126
僧帽筋(横行部)……………12, 47
　──触知法………………15, 50
僧帽筋(下行部)……………12, 34
　──触知法………………15, 37
僧帽筋(上行部)……………12, 38
　──触知法………………15, 41

た
体位…………………………………3
大円筋………………………60, 75
　──触知法………………63, 78
大胸筋……………………38, 43, 75, 85
　──触知法…………41, 46, 78, 88
大腿筋膜張筋………140, 151, 165
　──触知法…………144, 154, 168
大腿神経……………140, 156, 170, 176
大腿直筋……………………140, 176
　──触知法……………144, 179
大腿二頭筋…………………146, 170
　──触知法……………149, 173

大腿方形筋……………………161	長腓骨筋………………………190	**な**
大殿筋…………………… 146, 161	──触知法……………………193	内側胸筋神経……… 38, 43, 75, 85
──触知法………………149, 164	長母指外転筋…………………128	内側広筋………………………176
大内転筋………………………156	──触知法……………………131	──触知法……………………179
──触知法……………………159	[手の]長母指屈筋……………118	内腹斜筋…………………… 21, 30
大腰筋…………………………140	──触知法……………………122	──触知法…………………24, 33
──触知法……………………143	長母趾(指)屈筋………………198	内閉鎖筋………………………161
大菱形筋…………………………47	──触知法……………………201	**は**
──触知法………………………50	[手の]長母指伸筋……………123	[手の]背側骨間筋……………128
多裂筋……………………………25	──触知法……………………127	──触知法……………………131
──触知法………………………28	長母趾(指)伸筋………………202	薄筋……………………… 156, 170
短趾(指)伸筋…………………202	──触知法……………………205	──触知法………………159, 174
──触知法……………………205	腸肋筋(触知法)…………………28	半腱様筋………………… 146, 170
[手の]短小指屈筋……………118	抵抗………………………………4	──触知法………………149, 173
短橈側手根伸筋………………113	**と**	半膜様筋………………… 146, 170
──触知法……………………116	橈骨神経……90, 96, 100, 113, 123, 128	──触知法………………149, 173
短内転筋………………………156	橈骨神経深枝……… 100, 113, 123	**ひ〜へ**
短腓骨筋………………………190	橈側手根屈筋…………………108	腓骨神経………………… 146, 170
──触知法……………………193	──触知法……………………111	腓腹筋…………………………181
短母指外転筋…………………128	頭長筋……………………………8	──触知法……………………184
──触知法……………………131	頭半棘筋…………………………12	ヒラメ筋………………………181
[手の]短母指屈筋……………118	──触知法………………………16	──触知法……………………184
──触知法……………………122	頭板状筋…………………………12	副神経………… 8, 12, 17, 34, 38, 47
[手の]短母指伸筋……………123	──触知法………………………15	腹直筋……………………………21
──触知法……………………127	徒手筋力計………………………5	──触知法………………………24
短母趾(指)伸筋………………202	徒手筋力計を用いた測定方法の	閉鎖神経………………156, 161, 170
──触知法……………………205	推奨例	閉鎖神経前枝…………………156
ち・て	──肩関節外旋………………74	**ほ**
恥骨筋…………………………156	──肩関節外転………………69	方形回内筋……………………104
中間広筋………………………176	──肩関節屈曲(前方挙上)…55	──触知法……………………107
中殿筋……………………151, 165	──肩関節伸展………………64	縫工筋…………………… 140, 170
──触知法………………154, 168	──肩関節水平外転…………84	──触知法………………143, 174
[手の]虫様筋……………118, 123	──肩関節水平内転…………89	母指対立筋……………………136
──触知法………………121, 127	──肩関節内旋………………79	──触知法……………………139
長胸神経…………………………43	──股関節外旋………………164	母指内転筋……………………132
腸骨下腹神経……………… 21, 30	──股関節外転………………155	──触知法……………………135
腸骨筋…………………………140	──股関節屈曲………………145	**よ〜わ**
──触知法……………………143	──股関節伸展………………150	腰神経叢………………… 25, 140
腸骨鼠径神経……………… 21, 30	──股関節内旋………………169	腰腸肋筋…………………………25
長趾(指)屈筋…………………198	──股関節内転………………160	腰方形筋…………………………25
──触知法……………………201	──手関節掌屈………………112	──触知法………………………29
長趾(指)伸筋…………………202	──手関節背屈………………117	梨状筋…………………………161
──触知法……………………205	──足関節・足部底屈………185	レバーアーム長…………………5
長掌筋…………………………108	──足関節・足部背屈………189	肋間神経…………………… 21, 30
──触知法……………………111	──膝関節屈曲………………175	腕橈骨筋…………………………90
長橈側手根伸筋………………113	──膝関節伸展………………180	──触知法………………………94
──触知法……………………116	──肘関節屈曲………………95	
長内転筋………………………156	──肘関節伸展………………99	
──触知法……………………159	トルク値…………………………5	

207

日本理学療法学会連合版
徒手筋力検査法

2024 年 9 月 10 日　第 1 版第 1 刷発行

- 監　修　日本理学療法学会連合
- 編　集　日本理学療法学会連合
　　　　　理学療法標準化検討委員会
- 発行者　吉田富生
- 発行所　株式会社メジカルビュー社
　　　　　〒162-0845　東京都新宿区市谷本村町2-30
　　　　　電話　03(5228)2050(代表)
　　　　　ホームページ　https://www.medicalview.co.jp

　　　　　営業部　FAX　03(5228)2059
　　　　　　　　　E-mail　eigyo@medicalview.co.jp

　　　　　編集部　FAX　03(5228)2062
　　　　　　　　　E-mail　ed@medicalview.co.jp

- 印刷所　シナノ印刷株式会社

ISBN 978-4-7583-2269-0　C3047

©MEDICAL VIEW, 2024.　Printed in Japan

- 本書に掲載された著作物の複写・複製・転載・翻訳・データベースへの取り込みおよび送信（送信可能化権を含む）・上映・譲渡に関する許諾権は，(株)メジカルビュー社が保有しています．
- JCOPY〈出版者著作権管理機構　委託出版物〉
本書の無断複製は著作権法上での例外を除き禁じられています．複製される場合は，そのつど事前に，出版者著作権管理機構（電話 03-5244-5088，FAX 03-5244-5089，e-mail：info@jcopy.or.jp）の許諾を得てください．
- 本書をコピー，スキャン，デジタルデータ化するなどの複製を無許諾で行う行為は，著作権法上での限られた例外（「私的使用のための複製」など）を除き禁じられています．大学，病院，企業などにおいて，研究活動，診察を含み業務上使用する目的で上記の行為を行うことは私的使用には該当せず違法です．また私的使用のためであっても，代行業者等の第三者に依頼して上記の行為を行うことは違法となります．